KALANCHOE

Una alternativa natural a la quimioterapia

Adolfo Pérez

KALANCHOE

Una alternativa natural
a la quimioterapia

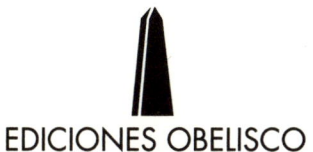

EDICIONES OBELISCO

Si este libro le ha interesado y desea que le mantengamos informado de nuestras publicaciones, escríbanos indicándonos qué temas son de su interés (Astrología, Autoayuda, Ciencias Ocultas, Artes Marciales, Naturismo, Espiritualidad, Tradición...) y gustosamente le complaceremos.

Puede consultar nuestro catálogo en www.edicionesobelisco.com

Los editores no han comprobado la eficacia ni el resultado de las recetas, productos, fórmulas técnicas, ejercicios o similares contenidos en este libro. Instan a los lectores a consultar al médico o especialista de la salud ante cualquier duda que surja. No asumen, por lo tanto, responsabilidad alguna en cuanto a su utilización ni realizan asesoramiento al respecto.

Colección Salud y Vida natural
KALANCHOE
Adolfo Pérez

1.ª edición: septiembre de 2012

Maquetación y diseño de cubierta: *Marta Rovira Pons*
Corrección: *M.ª Ángeles Olivera*

© 2012, Ediciones Obelisco S. L.
(Reservados los derechos para la presente edición)

Edita: Ediciones Obelisco S. L.
Pere IV, 78 (Edif. Pedro IV) 3.ª planta 5.ª puerta
08005 Barcelona-España
Tel. 93 309 85 25 - Fax 93 309 85 23
E-mail: info@edicionesobelisco.com

Paracas, 59 C1275AFA Buenos Aires - Argentina
Tel. (541 -14) 305 06 33 - Fax (541 -14) 304 78 20

ISBN: 978-84-9777-886-2
Depósito Legal: B-24.455-2012

Printed in Spain

Impreso en España en los talleres de Novoprint
c/ Energía, 53, St. Andreu de la Barca, 08740 Barcelona

Reservados todos los derechos. Ninguna parte de esta publicación, incluido el diseño de la cubierta, puede ser reproducida, almacenada, transmitida o utilizada en manera alguna por ningún medio, ya sea electrónico, químico, mecánico, óptico, de grabación o electrográfico, sin el previo consentimiento por escrito del editor. Diríjase a CEDRO (Centro Español de Derechos Reprográficos, www.cedro.org) si necesita fotocopiar o escanear algún fragmento de esta obra.

Introducción

Aunque las plantas medicinales gozan de gran prestigio para el tratamiento paliativo, y con frecuencia curativo, de la mayoría de las enfermedades que sufren los seres humanos, cuando se trata del cáncer pocas de ellas logran una eficacia comprobada. El problema es que nos encontramos ante un proceso maligno degenerativo que se desarrolla de forma independiente al resto de los tejidos y mucho más deprisa que las células normales, hasta invadir los tejidos locales, primero, y más tarde el resto del cuerpo, quizá por disponer de un metabolismo independiente.

Nos encontramos con una enfermedad que se caracteriza por la división y crecimiento descontrolado de las células, las cuales poseen la capacidad de invadir el órgano en el que se originaron, de trasladarse por la sangre y el líquido linfático hasta otros órganos más alejados y crecer en ellos, lo que llamamos metástasis y que explicaremos más adelante. Sin embargo, y aunque empleemos habitualmente la misma denominación, lo cierto es que ya se conocen al menos doscientos tipos de enfermedades (tumores malignos) englobadas bajo el mismo nombre. Sinónimo de muerte prematura y con frecuencia muy dolorosa e incapacitante, cada una de ellas posee unas características particulares, en algunos casos del todo diferentes al resto, de manera que pueden considerarse enfermedades independientes, con sus causas, su evolución y su tratamiento específico. Ante esta complejidad y virulencia, es razonable que sea difícil encontrar alguna planta medicinal que logre controlar tantas anomalías. Éste podría ser el caso de la planta objeto de este libro: *Kalanchoe*.

Capítulo 1

LAS KALANCHOE

La procedencia del nombre no está clara, y podría derivarse de la trascripción del chino *Kalan Chauhuy*, que significa «que cae y crece», en alusión a las plántulas, o del hindú *kalanka* («manchado de rojo») y *chaya* («brillo»), por la coloración de las hojas de alguna especie de la India.

Se trata de un género que cuenta con ciento veinticinco especies tropicales, suculentas, principalmente nativas del Viejo Mundo, pero con unos pocos ejemplares silvestres que crecen en el Nuevo Mundo después de la introducción de la especie.

La mayoría son arbustos o plantas perennes herbáceas, pero algunas son anuales o bienales. La mayor, *Kalanchoe beharensis* de Madagascar, alcanza 6 m de altura, pero la mayoría de las especies tienen una altura promedio de 1 m.

Los miembros de la familia *Kalanchoe* se caracterizan por la apertura de las flores mediante el crecimiento de células nuevas en la superficie interna de los pétalos para forzarlos hacia el exterior y que se desarrollen.

El género fue descrito por primera vez por el botánico Michael Adanson en 1763. Al parecer, el nombre procede de una especie china similar, que se cree que fue o bien la *Kalanchoe ceratophylla* o bien la *Kalanchoe spathulata*. Otro género, el *Bryophyllum,* fue descrito por Salisbury en 1806, y el género *Kitchingia* fue creado por Baker en 1881. *Kitchingia* se considera ahora un sinónimo de *Kalanchoe*, mientras que para algunos botánicos *Bryophyllum* es un género independiente.

La conclusión es que el género *Kalanchoe* se compone de muchas plantas inusuales y atractivas, que abarca diversas formas de hojas, colores y texturas. El hábitat natural de la *Kalanchoe* se extiende desde el sur del desierto del Sahara al sur de África, e incluye Madagascar y algunas zonas asiáticas. Forma parte de la gran familia de las Crasuláceas. Se trata de un género muy antiguo, compuesto por muchas especies y que se diferencia de otros miembros de las Crasuláceas en que tiene cuatro pétalos en lugar de cinco.

Todas las especies tienen hojas suculentas, algunas difusas y otras lisas. Las difusas parecen ser más tolerantes a las altas temperaturas, mientras que las de hoja lisa soportan menos el ambiente cálido y seco, y pueden requerir protección contra el sol para sobrevivir. Esta característica no se cumple en todos los casos, y por ejemplo, una forma de madre de miles destaca en las condiciones más cálidas y secas a pesar de tener hojas lisas.

Este grupo de Crasuláceas tiene algunas de las plantas suculentas más espectaculares, así como ciertas malezas que son de las más molestas de todas las plantas suculentas, también llamadas plantas grasas o plantas carnosas, que se caracterizan por haber desarrollado tallos u hojas gruesos y carnosos para almacenar agua en sus organismos. Este engrosamiento es en realidad una capacidad de adaptación a los terrenos poco húmedos por carencia de precipitaciones o porque el terreno no retenga el agua en la superficie.

Algunos ejemplares se convierten en enormes *Kalanchoe* de estructuras arbóreas, mientras que otros son pequeños arbustos, y algunos solamente crecen unos pocos centímetros de altura, pudiéndose confundir con las Crasuláceas.

La forma más común de las especies cultivadas es *Kalanchoe blossfeldiana* y sus híbridos. Estas plantas crecen entre 30 y 40 cm de altura y 20 cm de ancho, e incluso algunos ejemplares son mayores. Disponen de hojas grandes, coriáceas de unos 8-12 cm de largo y 4 cm de ancho. Los bordes de las hojas suelen ser ligeramente ondulados y pueden tener un cierto tinte de color rojo o de otro tipo.

Las flores nacen en racimos verticales, grandes, con flores de 4 pétalos de 4 mm de diámetro, y los estambres, por lo general de color amarillo, destacan brillantemente en función del color de la flor, que puede variar entre el blanco, el amarillo brillante, el púrpura, el naranja brillante y el rosa.

Algunas tienen flores con más de un color, pero las *Kalanchoe* se conocen principalmente por los colores brillantes de neón que son más intensos en primavera.

La *Kalanchoe blossfeldiana* se puede hacer florecer en Navidad reduciendo la duración del día en septiembre, dejándola en completa oscuridad desde las 18:00 hasta las 7:00 horas, hasta el 1 de octubre. En estas condiciones se forman los brotes y la floración llegará a tiempo para las Navidades; por eso se las conoce como «Kalanchoe Christmas». Si no se la obliga a florecer en Navidad de este modo, lo habitual es que lo haga en la primavera.

La multiplicación es posible mediante esquejes en primavera con una temperatura de alrededor de 20 ºC. A finales de primavera, se cortan los esquejes de 7 u 8 cm. Para ello hay que esperar 2 o 3 días para que cicatrice la zona del corte. Después se plantan en un sustrato suelto con arena procurando que no incida el sol directamente y se mantienen a una temperatura de 18 a 20 ºC. Una vez enraizados, con brotes nuevos, se trasplantan a macetas individuales con tierra especial para cactus.

También se pueden multiplicar por semillas en primavera, manteniendo los semilleros a una temperatura aproximada de 20 ºC, siempre bajo techo.

Un grupo de *Kalanchoe* (también conocido como *Bryophyllum*) tiene una característica única, pues produce plántulas a lo largo de los bordes de las hojas, que con el tiempo caen y enraízan en el suelo para dar lugar a nuevas plantas. Dentro de este grupo se halla la *Kalanchoe tubiflora* (planta araña), con hojas de color morado oscuro moteado, tubulares, y con flores rojizas estriadas en enero. Otras de este grupo incluyen *Kalanchoe daigremontianum* (madre de miles), y *Kalanchoe fedtschenkoi variegata*, con un hermoso color azul de hojas festoneadas.

La *Kalanchoe beharensis* posee hojas grandes, lobuladas y cubiertas de vellosidad, lo que le confiere un aspecto de peluche. Esta planta robusta puede crecer hasta más de 8 pies (2,4 m) de altura con el tiempo. Una característica son las protuberancias en forma de colmillos que posee en el envés de las hojas, así como sus hojas lobuladas ricas en cobre, que destaca con la luz intensa.

Otros miembros incluyen la *Kalanchoe tomentosa* (planta panda), con hojas plateadas con punta de fieltro negro, denominada «soldado de chocolate», con difusas hojas de color canela, y «chica dorada», con hojas borrosas doradas con la punta de color negro. La *Kalanchoe tomentosa* necesita tanto sol como sea posible, y tolera la desecación. Durante el verano solamente necesita agua una o dos veces por semana, o cuando el suelo esté muy seco. En invierno, debe regarse cada tres semanas o más. Es mejor dejar que se seque antes que mantenerla demasiado húmeda.

La *Kalanchoe brasiliensis pinnata* es una planta suculenta perenne que crece 90-152 cm de altura y se la conoce como «planta de aire»; tiene altos tallos huecos, hojas carnosas de color verde oscuro que están claramente festoneadas y recortadas en rojo, y la campana con las flores colgantes. Esta *Kalanchoe* está clasificada botánicamente con dos nombres principales que se refieren a la misma planta: *Bryophyllum pinnatum* y *Pinnatum kalanchoe* (así como diversos sinónimos de ambos).

Casi todo el mundo está familiarizado con la *Kalanchoe blossfeldiana*, pero esta planta está emparentada con la *Kalanchoe daigremontiana* (otra planta medicinal que estudiaremos con detalle), que produce plantas a lo largo de los bordes de las hojas. A veces se la denomina «madre de miles» porque produce miles de pequeñas plantas.

Las semillas crecen en cualquier lugar en el que caen, y pueden trasplantarse a macetas para que se conviertan en ejemplares sanos. Durante la primavera y el verano florecen pequeñas flores en forma de campana, de color rosa-lila en tallos altos.

Tal vez menos conocida, pero igualmente muy florida, es la *Kalanchoe pumila*, o «flor rosa», por sus nubes de flores de color rosa-lila que casi ocultan las hermosas hojas plateadas festoneadas.

La *Kalanchoe uniflora*, o «campanas de invierno», tiene las flores en forma de campana de un brillante color bermellón y que adornan los tallos colgantes. Es excelente para colgar en canastas.

Y como la más elegante del género tenemos a la *Kalanchoe thyrsiflora* (también conocida como *Flippin Flapjacks*), con grandes hojas redondeadas apiladas en una roseta de color verde pálido plateado, que reduce su intensidad con la luz brillante o el clima frío.

En general, las *Kalanchoe* son robustas y resistentes a la sequía y son muy fáciles de cultivar, siempre y cuando se planten en un suelo poroso. La mayoría precisan la luz brillante a pleno sol, aunque algunas prefieren áreas más oscuras. Suelen tolerar temperaturas cercanas a la congelación durante períodos breves, pero deben tener protección contra las heladas prolongadas. Las podemos ver habitualmente en jardines de roca o en patios, con sus texturas, colores inusuales y plántulas.

No obstante, algunas especies de *Kalanchoe* destacan por su toxicidad, y aunque no es una excepción (hay casi mil especies de plantas tóxicas que crecen en los jardines), algunas de estas *Kalanchoe* se encuentran entre la media docena de plantas tóxicas preocupantes por su potencial envenenamiento de animales de compañía e incluso niños pequeños. Por fortuna, los casos registrados de toxicidad por *Kalanchoe* son raros.

Algunas contienen glucósidos cardíacos muy tóxicos, y una pequeña cantidad ingerida puede causar graves cardiopatías, aunque son precisamente estos elementos los que les confieren algunas de sus propiedades medicinales. Es cuestión de saberlas utilizar.

Otros compuestos, que luego estudiaremos, tienen propiedades inmunológicas, sedantes y anticancerígenas. Salvo las tres variedades que recomendamos en este libro, la *Kalanchoe pinnata (Bryophyllum pinnatum),* la *Kalanchoe daigremontiana (Bryophyllum daigremontianum)* y la *Kalanchoe gastonis-bonnieri (Bryophyllum gastonis-bonnieri),* la mayoría producen marcados efectos tóxicos, con trastornos gastrointestinales, vómitos, diarrea con sangre y calambres. Puesto que no existe un antídoto para la toxicidad de la *Kalanchoe*, el tratamiento es generalmente sintomático y tiene éxito.

Plantación y cuidados

Las semillas de las plantas híbridas no crecerán al no ser las mismas que las plantas parentales. Es mucho más fácil propagar estas plantas mediante el enraizamiento de estacas, en cuyo caso se consigue obtener una planta exactamente igual.

No necesita mucho riego y suele ser suficiente el agua de lluvia, pero también crecen bien con mucho menos. Con el tiempo, las especies se hacen resistentes a la sequía y son un poco más tolerantes que otras plantas si se olvida de regarlas. Se pueden colocar en macetas situadas en patios cerrados, e incluso como adorno de mesas de interior con un poco de luz.

Al aire libre, si acumulan gran calor durante mucho tiempo, las plantas desarrollan manchas marrones, que indican que existe un exceso de sol. Un poco de sombra suele ser suficiente para recuperarlas.

Las plantas de interior prefieren el alféizar de una ventana luminosa, con mucha luz, e incluso allí son fáciles de propagar con la hoja o estacas.

No hay que olvidar su aspecto tan bello, ya que son muy adecuadas para regalos; así que si tiene la suerte de recibir una por este motivo, póngala en una ventana luminosa, o al aire libre en el patio después de que se detenga la floración. Así volverá a florecer el año próximo.

Estas plantas son perennes y, por lo general, crecen bien en interiores, pero se pueden colocar en el exterior cada vez que las temperaturas sean suficientemente cálidas, o si las temperaturas invernales no descienden lo suficiente como para dañarlas.

Tanto cultivada en interiores como en exteriores, necesita la luz brillante, períodos secos entre riegos y espacio para que se extienda su sistema radicular.

Zona climática idónea

Mientras las temperaturas no desciendan de 10 o 15 °C, tendrán flores, pero las temperaturas de congelación pueden acabar con ellas. En las zonas templadas se pueden plantar directamente en el exterior con un mínimo de protección en invierno y funcionarán como perennes. Incluso unas pocas horas de temperaturas cercanas a 40 °C pueden matar a las *Kalanchoe* desprotegidas.

Estas plantas son preciosas tanto en época de floración como fuera de ella, pero necesitan pocas horas de sol para producir flores. Si se plantan donde la iluminación llegue a las hojas durante la noche, no pueden producir flores con tanta frecuencia como las plantadas donde existan largos períodos de oscuridad por noche. La luz solar directa en verano puede quemar las hojas. Si se plantan cerca de un árbol de hoja caduca con una sombra moteada, se benefician del sol de invierno y reciben menos calor en verano.

En el interior se cultivan como plantas anuales de verano; en el exterior se pueden plantar en macetas para que se puedan trasladar al interior cuando lleguen las heladas. Si se fijan al aire libre en un área con luz solar intensa, plena, deben ajustarse gradualmente a los niveles más bajos de luz que experimentarán en el interior.

Los vientos fuertes pueden romper los tallos más suculentos o incluso desarraigarlos, por lo que hay que colocar la maceta en una zona protegida.

Tampoco se llevan bien con otras plantas, ya que tienen un sistema radicular (conjunto de raíces) muy exigente. Necesitan mucho espacio para la raíz y no pueden competir con la hierba.

Problemas

Poca luz

La *Kalanchoe* es una planta del desierto, y requiere luz solar plena y directa para estar verdaderamente saludable. Puede sobrevivir en lugares con escasa luz, luz indirecta o luz interior brillante, pero si no recibe suficiente luz solar, crecerá débil y delgada, con las hojas y las flores decoloradas.

Oídio

El oídio es una enfermedad muy común y que causa graves daños. Se trata de un hongo que se advierte fácilmente. Aparece como un polvo blanco o ceniciento muy típico, en las hojas, los brotes y también en los frutos. Las hojas y los tallos atacados adquieren un color amarillento y terminan por secarse. En las flores es menos frecuente.

Se produce cuando la humedad permanece en la planta sin acceso al flujo de aire. Hay que dejar la planta en una zona abierta con buena circulación de aire después de regarla, o evitar que el agua golpee la planta.

Las esporas del hongo son transportadas por el viento, caen sobre las hojas y germinan introduciendo unas raicillas para absorber las sustancias nutritivas.

Algunas plantas son más sensibles al oídio, pero en general, casi todas pueden sufrir su ataque si se producen las condiciones favorables.

Los hongos suelen actuar durante las primaveras muy húmedas (en torno al 70-80 % de humedad) y temperaturas suaves. Desaparece en pleno verano, siempre que el termómetro supere los 35 ºC, para resurgir en otoño. No precisan agua para su desarrollo, pero sí humedad. Se diseminan por el viento.

Para eliminarlo hay que quitar las hojas y las partes infectadas, ya que no se recuperan o, incluso, la planta entera, para que no contagie a las de alrededor. En lugares cerrados, como invernaderos o terrazas acristaladas, debe haber una buena ventilación.

Exceso de agua

El exceso de agua en una *Kalanchoe* hace que tenga un aspecto apagado y apático. Es una planta del desierto, y por tanto, necesita significativamente menos agua que otras plantas. Hay que permitir que el suelo se seque por completo antes de volverla a regar.

Capítulo 2

USOS ANCESTRALES

Algunas *Kalanchoe* son una especie de panacea para los pueblos indígenas de la Amazonia, ya que se emplean para muchos propósitos diferentes. Algunas tribus exprimen el jugo de las hojas frescas y lo mezclan con la leche materna para los dolores de oído. Los criollos usan las hojas ligeramente asadas para el cáncer y las inflamaciones, y una infusión de hojas es un remedio popular para las fiebres.

Las tres plantas que trataremos aquí pertenecen a este grupo y son las siguientes:

1. ***Kalanchoe pinnata** (Bryophyllum pinnatum)*. También denominada planta de Goethe ya que fue estudiada por este botánico alemán. Otros nombres que recibe en América Latina son: bruja, yerba de bruja, prodigiosa, hoja del aire, siempre viva, colombiana, ojaransín, hojerilla.

2. ***Kalanchoe daigremontiana** (Bryophyllum daigremontianum)*. Presenta numerosos hijuelos o plantas nuevas en los bordes de las hojas, las cuales tienen unas

manchas alargadas en la cara inferior. Recibe los nombres de: aranto, madre de miles, *kalanchoe* mexicana.

3. ***Kalanchoe gastonis-bonnieri*** *(Bryophyllum gastonis-bonnieri)*. El nombre científico se debe al botánico francés Gaston Bonnier. Esta planta tiene las hojas más grandes que las especies anteriores. Recibe los nombres de: ojaransín, hojerilla, oreja de burro.

Preparación tradicional

En el Amazonas se emplea una taza de infusión de las hojas dos veces al día para las infecciones de las vías respiratorias superiores, la tos y la fiebre. La hoja es bastante jugosa y de buen sabor; el jugo extraído se coloca directamente en cortes, raspaduras, forúnculos y otras afecciones de la piel infectadas, o se deja caer en los oídos o los ojos para los dolores de oído e infecciones oculares.

Usos en el mundo

1. ***África***
   En la tradición africana se emplea como remedio contra la otitis, el dolor de cabeza, las inflamaciones, las convulsiones y la debilidad general.

2. ***Brasil***
   Se usa para abscesos, adenoides (infectadas), artritis, pie de atleta, forúnculos, bronquitis, bubones (inflamación de glándulas linfáticas), quemaduras, callos, conjuntivitis, tos, dermatitis, dermatosis, infecciones del oído, eczema, edema, erisipela, fiebre, glaucoma, do-

lor de cabeza, infecciones, inflamación, picaduras de insectos, problemas intestinales, sarna, cálculos renales, trastornos linfáticos, dolor de boca, nerviosismo, infecciones respiratorias, reumatismo, escorbuto, problemas cutáneos, dolor de muelas, tuberculosis, tumores, úlceras, insuficiencia urinaria, verrugas, tos ferina, heridas, y como sedante. En Palikur (un pueblo indígena) mezclan el jugo de la hoja con aceite de coco o aceite de andiroba (un gran árbol que alcanza hasta 40 m de altura) y luego lo frotan en la frente para las migrañas y los dolores de cabeza.

3. *Colombia*

Los pueblos indígenas siona la conocen como «medicina para hervir» y la emplean calentando las hojas y aplicándolas por vía tópica en forúnculos y úlceras de la piel.

4. *Ecuador*

A lo largo del río Pastaza, los nativos utilizan una infusión de hoja para huesos rotos y contusiones internas.

5. *Guatemala*

Para los dolores, la diarrea y los problemas cutáneos.

6. *India*

Malestar abdominal, forúnculos, heridas, cólera, cortes, diabetes, diarrea, disentería, flatulencia, dolores de cabeza, cálculos renales, indigestión, picaduras de insectos, sarna, dolores e insuficiencia urinaria.

7. *México*

Infecciones en los ojos, dolores de cabeza, inflamación, trastornos menstruales, granos y heridas.

8. *Nicaragua*
   Para dolores, quemaduras, parto, resfriados, tos, fiebre, dolor de cabeza e infecciones respiratorias.

9. *Nigeria*
   Tos, dolor de oídos, eczema, inflamación y espinillas. En el sureste de Nigeria, esta hierba se utiliza para facilitar la salida de la placenta del recién nacido. Las hojas ligeramente tostadas se utilizan para uso tópico en caso de hongos en la piel, mientras que las infusiones de las hojas son un remedio de uso oral para la fiebre.

10. *Perú*
    Para las infecciones bacterianas, forúnculos, huesos rotos, bronquitis, cáncer (linfoma), conjuntivitis, tos, dolor de oídos, infecciones oculares, epilepsia, erisipela, gases, ardor de estómago, inflamación, problemas intestinales, migrañas, náuseas, problemas cutáneos, llagas y úlceras. Las tribus indígenas mezclan la hoja con aguardiente (ron de caña de azúcar) y la aplican en las sienes para los dolores de cabeza. También empapan las hojas y los tallos durante la noche en agua fría y luego se lo toman como remedio para la acidez estomacal, la uretritis y la fiebre. La raíz también se prepara como una infusión y se utiliza para la epilepsia.

11. *Sudamérica*
    Para el asma, resfriados, dolores de oído, dolores de cabeza, dolores en general, tensiones y tumores.

12. *Estados Unidos*
    Varicela, fiebre y dolor de estómago.

13. ***Oeste americano***
    Trastornos menstruales y úlceras.

14. ***Otros lugares***
    Para artritis, asma, hematomas, quemaduras, estreñimiento, diabetes, dolores de oído, dolores de cabeza, desnutrición, migrañas, parálisis, nefritis, infecciones respiratorias, reumatismo, esguinces, inflamación, úlceras y heridas.

Así, a lo largo del tiempo y de un modo casi universal, se ha utilizado y se sigue empleando para diversos fines:

- Expulsar las lombrices.
- Curar la bronquitis aguda y crónica, la neumonía y otras formas de enfermedades respiratorias como el asma y la tos en general.
- Sedante.
- Cicatrizante y desinfectante de heridas.
- Diurético.
- Tratamiento del riñón, especialmente para la eliminación de cálculos.
- En la úlcera gástrica.
- El edema de las piernas.
- Como analgésico y astringente.
- Para náuseas, vómitos y como carminativa.
- Para eliminar hongos.
- Para las alergias.

Capítulo 3

PROPIEDADES GENERALES

Las *Kalanchoe* son ricas en alcaloides, triterpenos, glicósidos, flavonoides, esteroides y lípidos. Las hojas contienen una serie de elementos químicos llamados bufadienolides que son muy activos y han despertado el interés de los científicos. Estos elementos son muy similares en estructura y actividad a los glucósidos cardíacos como la digoxina y la digitoxina (utilizados para el tratamiento clínico de la insuficiencia cardíaca congestiva y las enfermedades relacionadas). Los bufadienolides han puesto de manifiesto en la investigación clínica que poseen efectos antibacterianos, efectos antitumorales en el cáncer, y acciones insecticidas.

Composición

Entre los elementos químicos que incluyen encontramos: ácido araquídico, astragalin, ácido behénico, beta-amirina, benzenoides, beta-sitosterol, bryophollenone, bryophollone, bryophyllin, AC bryophyllin, bryophyllol, bryophynol, C bryotoxin, ácido cafeico, campesterol, cardenólidos, ácido cinámico, clerosterol, clionasterol, codisterol, ácido cumárico, epigalocatequina, ácido ferúlico, flavonoides, friedelina, glutinol, hentriacontane, isofucosterol, kaempferol, ácido oxálico, oxalacetato, ácido palmítico, patuletin, peposterol, fosfoenolpiruvato, ácido protocatéquico, pseudotaraxasterol, quercetina, esteroides, estigmasterol, ácido succínico, ácido siríngico, taraxerol y triacontano.

Actividades biológicas

Muchos de los usos tradicionales de la *Kalanchoe* se pueden explicar por la investigación clínica realizada hasta ahora en la planta. El uso tradicional (tanto tópico como oral) en las enfermedades infecciosas con el apoyo de investigaciones indica que las hojas de *Kalanchoe* tienen actividad antibacteriana, antiviral y antifúngica. La hoja y el jugo de la hoja han demostrado significativamente *in vitro* una gran actividad antibacteriana hacia *S. aureus, Escherichia coli, Shigella, Bacillus y Pseudomonas,* así como varias cepas de bacterias resistentes a múltiples fármacos.

Un extracto de agua de las hojas de *Kalanchoe* (administrado tanto por vía tópica como oral) ha demostrado que puede prevenir y tratar la leishmaniosis (una enfermedad parasitaria frecuente en los países tropicales que se trasmite por la picadura de moscas de la arena) en los seres humanos y animales.

Además de sus propiedades antibacterianas, los usos tradicionales de la *Kalanchoe* para las enfermedades de las vías respiratorias superiores y la tos pueden ser explicados por la investigación que demuestra que el jugo de la hoja tiene una potente actividad antihistamínica y, por tanto, antialérgica. En un estudio *in vivo,* el jugo de la hoja fue capaz de proteger contra reacciones anafilácticas inducidas químicamente y la muerte por el bloqueo selectivo de los receptores de histamina en los pulmones.

En otro *in vivo,* los científicos validaron el uso de la *Kalanchoe* en el caso de úlceras gástricas mediante un extracto de la hoja que actuaba como protector contra los efectos del estrés, la aspirina, el etanol y la histamina. Otros *in vivo* confirmaron que puede reducir la fiebre, proporcionar efecto antiinflamatorio, aliviar el dolor y poseer efectos como relajante muscular. Además de su acción antiinflamatoria, se le han atribuido acciones como inmunomodulador y efecto inmunosupresor documentados por varios estudios científicos.

En varios estudios *in vivo* e *in vitro,* los investigadores informaron que los extractos de la hoja o el zumo suprimen diversas reacciones inmunes, incluidas aquellas que desencadenan una respuesta inflamatoria, así como una respuesta de histamina. La *Kalanchoe* también ha mostrado acciones sedantes sin provocar depresión excesiva en el sistema nervioso. Estos efectos fueron parcialmente atribuidos al extracto de hoja, que parecía tener capacidad para aumentar los niveles de un neurotransmisor en el cerebro llamado GABA (ácido gamma-aminobutírico).

Propiedades medicinales

- Antihelmíntica.
- Cicatrizante de heridas.
- Anticonceptiva.
- Hepatoprotectora.
- Antiinflamatoria.
- Antidiabética.
- Nefroprotectora.
- Actividad antioxidante.
- Actividad antimicrobiana.
- Analgésica.
- Anticonvulsiva.
- Antipirética.

Se trata de plantas que tienen una acción global sobre todo el organismo y, por tanto, su espectro de acción es amplio. En medicina tradicional, especialmente en América Latina, Asia y África, se usan para tratar las siguientes enfermedades y dolencias:

- Lesiones y enfermedades relacionadas con daños celulares, en especial el cáncer.
- Heridas profundas y gangrenadas.
- Infecciones, quemaduras.
- Tumores y abscesos.
- Reumatismo.
- Inflamaciones.
- Hipertensión.
- Cólicos renales.
- Diarreas.
- Enfermedades psicológicas: esquizofrenia, crisis de pánico y miedos.

No obstante, esta planta está indicada para cualquier enfermedad debilitante.

Partes utilizadas

Se emplean principalmente las hojas, que tienen un gusto acidulado.

Usos internos

Ciertas partes de la *Kalanchoe pinnata*, en particular *las hojas*, se ingieren como antitusivo, para reducir el colesterol y la fiebre, para curar heridas y para el tratamiento de cálculos renales e infecciones.

La *infusión* de hojas frescas se emplea en las depresiones y para calmar el sistema nervioso, así como para aliviar el dolor y como antiinflamatorio. También ha sido eficaz como inmunomodulador para mejorar las funciones inmunes.

Usos externos

El *jugo* de las hojas o infusiones hechas con las hojas se aplican a la piel para reducir la inflamación o para tratar infecciones bacterianas, víricas y fúngicas.

Contraindicaciones

La planta no se debe utilizar en el embarazo. No obstante, se emplea durante el parto para estimular el útero.

No se debe utilizar durante largos períodos de tiempo o por aquéllos con un sistema inmune disminuido.

Interacciones con otros medicamentos

- Puede potenciar los barbitúricos.
- Puede potenciar los glucósidos cardíacos como la digoxina y la digitoxina.
- Puede potenciar los medicamentos inmunosupresores.
- Puede potenciar los medicamentos depresores del SNC.

Propiedades y acciones

- Analgésica.
- Antialérgica, antihistamínica y antianafiláctica.
- Antiinflamatoria.
- Antitumoral.

- Antiulcerosa y gastroprotectora.
- Antibacteriana, antifúngica y antiviral.
- Sedante del sistema nervioso central.
- Antitérmica.
- Inmunosupresora (suprime algunas células del sistema inmune) e inmunomoduladora (modula algunas células inmunes hiperactivas).
- Relajante muscular.
- Insecticida.

Toxicidad y medicina tradicional

Al igual que otras Crasuláceas, algunas especies de *Kalanchoe* contienen bufadienolides, un glucósido cardíaco que puede causar intoxicaciones cuando se toma en altas dosis, sobre todo en los animales de pastoreo.

En concreto, se han aislado cinco bufadienolides diferentes de *Kalanchoe daigremontiana*. Dos de ellos, daigremontianin y bersaldegenin 1,3,5-ortoacetato, se ha demostrado que tienen un destacado efecto sedante muscular. También poseen un intenso y positivo efecto inotrópico (efecto asociado con glucósidos cardíacos), y en mayores dosis un efecto creciente en el sistema nervioso central.

Los compuestos de bufadienolides aislados en la *Kalanchoe pinnata* incluyen el bryophillin A, y mostraron una importante actividad antitumoral. El bryophillin C también mostró propiedades insecticidas.

Capítulo 4

PROPIEDADES COMPROBADAS EN LABORATORIO

En las especies *Kalanchoe pinnata* y *K. daigremontiana* × *tubiflora*, se han encontrado los siguientes efectos:

Se han aislado cinco bufadienolides a partir de las hojas de *Kalanchoe pinnata* y la *K. daigremontiana* × *tubiflora* (Crasuláceas) y se han examinado por sus efectos inhibidores sobre el virus de Epstein-Barr. Este virus (EBV) es el principal responsable de la mononucleosis infecciosa (MI), del carcinoma de nasofaringe indiferenciado (CNI), del linfoma de Burkitt endémico (LBE), o de linfomas de células B en pacientes con inmunodeficiencias adquiridas o congénitas, así como posiblemente del síndrome de fatiga crónica (SFC).

Todos los bufadienolides mostraron actividad inhibidora, y el bryophyllin A hizo patente la inhibición más marcada entre los compuestos ensayados. El bryophyllin C y el bersaldegenin-3-acetato, que carecen de la fracción ortoacetato, fueron menos activos. Estos resultados sugieren que los bufadienolides son potenciales agentes quimiopreventivos del cáncer.

Durante la continua búsqueda de nuevas sustancias bioactivas de las plantas medicinales indonesias, se inició la investigación científica en 1997 con el extracto de metanol de la planta *Kalanchoe* conocida como «sosor bebek» en Indonesia. Las hojas de la *Kalanchoe pinnata* se obtuvieron de árboles de las plantaciones que crecen en el distrito de Bandung, Java Occidental, Indonesia. El extracto metanólico de las hojas frescas se concentró y se extrajo con diclorometano. El extracto de diclorometano con un 10 % de agua mostró una gran actividad insecticida. La capa activa inferior se extrajo con acetato de etilo.

Las hojas de la *Kalanchoe daigremontiana* se obtuvieron de árboles de las plantaciones en julio de 1999 y en agosto de 2000. El extracto metanólico de las hojas frescas se concentró y se extrajo con diclorometano.

Con el fin de confirmar los grupos funcionales responsables de la actividad insecticida, los bufadienolides 2 y 6 fueron trasformados químicamente. Se evaluó la actividad insecticida de los bufadienolides, junto con dos derivados sintéticos, y se llegó a la conclusión de que un ortoacetato y una pirona eran elementos estructurales esenciales para tener la actividad insecticida.

Éstas fueron las actividades comprobadas en los ensayos:

Actividad antihelmíntica

Las raíces de *K. pinnata* se sometieron a la dilución mediante petróleo, éter, cloroformo, metanol y un disolvente acuoso.

La extracción y la evaluación *in vitro* se efectuó contra los hongos *Pheretima, Posthuma* (Annelida) y *Ascardia galli* (nematodo).

Los resultados revelaron que el cloroformo, el metanol y la solución acuosa tienen una actividad significativa antihelmíntica.

El extracto metanólico de raíz de *K. pinnata* resultó ser más eficaz que el resto de los disolventes.

El extracto de raíces de *K. pinnata* no sólo ocasionó la parálisis, sino que también causó las muertes de los gusanos, especialmente a altas concentraciones de 100 mg/ml, en un tiempo más breve en comparación con el fármaco de referencia, Piperazina citrato.

La actividad antihelmíntica fue eficaz contra *Pheretima, Posthuma* (annelida) y *Ascardia galli* (nematodo). El análisis fitoquímico de los extractos reveló la presencia de taninos que podrían ser los responsables de la actividad antihelmíntica.

Efecto inmunosupresor

Puede inhibir de manera significativa las células cancerosas y mejorar la respuesta autoinmune.

Las células del bazo de los animales sometidos a experimentación mostraron una disminución de la capacidad de proliferar en respuesta a ambos mitógenos y al antígeno *in vitro*. El tratamiento también afectaba a la capacidad de evitar reacciones de hipersensibilidad de tipo retardado.

El extracto acuoso de las hojas de *K. pinnata* causó una inhibición significativa de las células malignas y una buena respuesta inmune en ratones.

Las células del bazo de los animales tratados mostraron una reducción de la capacidad proliferativa en respuesta a ambos mitógenos y al antígeno *in vitro*.

El tratamiento también afectó a la capacidad de reacción de hipersensibilidad de tipo retardado a la ovoalbúmina (DTH).

Las vías intravenosas fueron las más efectivas en casi todos los casos hasta la abolición de la reacción, frente a menores reacciones a través de las vías oral e intraperitoneal.

Las reacciones por estas últimas vías se redujeron entre un 47 y un 73%.

En conjunto, todos estos experimentos muestran la actividad inmunosupresora de la planta.

Tratamiento de heridas

En las pruebas mediante incisión en ratas, se produjo un importante aumento de la actividad de cicatrización de las heridas, con una reducción significativa en el volumen de la zona afectada.

La cicatrización de las heridas puede atribuirse a la presencia de glicósidos esteroides. La planta medicinal se ha demostrado que tiene una cantidad nada desdeñable de bufadienolides, una aglicona esteroide que existe en la planta.

El extracto de *K. pinnata* fue evaluado en la curación de las heridas ocasionadas mediante incisiones en ratas. En la herida, el día 11 se produjo un importante aumento de la actividad de cicatrización en los animales. En las heridas tratadas con el extracto etanólico, en comparación con el tratamiento estándar, se consiguió una reducción significativa en el área de la herida de un 86,3%, mientras que en el grupo de control sin tratamiento se logró un 68,0% y en el estándar mediante la medicación habitual un 85,5%.

El análisis histológico reveló que las hojas de *K. pinnata* presentaban un importante potencial en la curación de la herida. La cicatrización debida al extracto puede ser atribuida a la presencia de glicósidos esteroides.

Actividad antihipertensiva

La *Kalanchoe pinnata* se ha empleado en Trinidad y Tobago como tratamiento tradicional para la hipertensión, y para los cálculos renales en la India, donde se la conoce como *Pather chat* o *Paan futti*. Los efectos que ejerce el extracto acuoso de las hojas en la presión arterial, así como en el hígado y en el riñón, revelaron una pequeña disminución de la presión sanguínea, y también que se reduce el efecto de la adrenalina inducida que ocasiona un aumento de la presión arterial.

Se concluyó que la *K. pinnata* era una opción en el caso de padecer hipertensión aunque hay que destacar que la reducción de la presión arterial es ligera.

Actividad hepatoprotectora

El jugo de las hojas frescas se utiliza de manera muy eficaz para el tratamiento de la ictericia en la medicina popular de Bundelkhand, una región de la India. El jugo de las hojas y los etanólicos resultantes de extraer el orujo del jugo, demostraron poseer una acción hepatoprotectora. Se demostró que el zumo era más eficaz que el extracto etanólico.

Efecto antiinflamatorio y antidiabético

Se evaluaron científicamente las propiedades antiinflamatorias y contra la diabetes de la hoja de la planta en extracto acuoso. Al administrarse de 25 a 800 mg/kg por vía oral se evidenció un efecto antiinflamatorio y una significativa hipoglucemia. Los diferentes flavonoides, polifenoles, triterpenoides y otros elementos químicos de la hierba parece que son los más activos.

Concepción y parto

Con el fin de evaluar científicamente algunos de los usos medicinales se realizó un estudio con el extracto acuoso (BPE, 25 a 800 mg/kg ip), en el que se demostraron unos efectos anticonceptivos significativos.

Según un estudio realizado en el Hospital Universitario de Zúrich (Suiza), la *Kalanchoe pinnata* reduce las contracciones uterinas, y se estudia su posible aplicación en humanos para evitar los embarazos prematuros. Se cree que este efecto está causado porque reduce la actividad de la musculatura uterina inducida por la oxitocina (que aumenta durante el momento del parto y es responsable de las contracciones).

Actividad nefroprotectora

Se observó que el extracto acuoso protege significativamente de la toxicidad renal de ciertos medicamentos (Gentamicina), evitando la congestión glomerular y de los vasos sanguíneos del epitelio, lo que impide la acumulación de células inflamatorias que ocasionan la necrosis de las células renales. Su aplicación consigue controlar los niveles de creatinina en orina, creatinina sérica, urea en sangre y nitrógeno; se observó que se reducía el peso del riñón y que se incrementaba el volumen de orina. El peso muscular aumentó significativamente en las ratas tratadas con el extracto.

En el caso de las ratas de control, el examen histopatológico mostró una tasa de filtrado glomerular normal, mientras que en el grupo de la Gentamicina se hallaron alteraciones glomerulares y peritubulares, además de congestión sanguínea y presencia de células inflamatorias en las secciones del riñón. El tratamiento con la planta redujo dichos cambios en el riñón.

Uno de los componentes activos, la quercetina, tiene un marcado efecto protector sobre la nefrotoxicidad inducida por cadmio.

Actividad antioxidante

También se hallaron propiedades antioxidantes significativas en el extracto de la hoja, posiblemente por la presencia de quercetina y kaemferol. Asimismo, aumenta la presencia de metalotioneína, una pequeña proteína rica en cisteína y el eNOS (óxido nítrico sintasa endotelial).

Para determinar la actividad antioxidante del extracto de hojas, se empleó un método basado en la reducción de una solución metanólica del color de los radicales libres, 1-difenil-2-picrilo-hydrazyl (DPPH).

La solución metanólica de DPPH (0,1 mM, 1 ml) se incubó con 3 ml de concentraciones diferentes del extracto de hojas, que van de 50 a 250 mg/ml. La incubación se llevó a cabo a temperatura ambiente (25 °C) durante 30 min. Para cada concentración, el ensayo se realizó por triplicado. Al final del período de incubación, la densidad óptica de cada muestra se determinó a 517 nm. El ácido ascórbico se utilizó como estándar.

El valor para la solución de ácido ascórbico estándar era de 11,25 g/ml, mientras que para el extracto acuoso de las hojas de *K. pinnata* fue de 116,25 g/ml.

La actividad del óxido nítrico captadora de radicales era de 15,5 g/ml para el ácido ascórbico y de 90 g/ml para el extracto.

Se observaron aumentos proporcionales en el poder reductor del ácido ascórbico y el extracto de la planta con concentraciones crecientes.

La anti-peroxidación lipídica en el homogeneizado de hígado fue de 14,0 mg/ml para el ácido ascórbico, mientras que para el extracto acuoso de las hojas se situaba en 125 g/ml.

Actividad antimicrobiana

La actividad antimicrobiana se llevó a cabo contra *Staphylococcus aureus, Escherichia coli, Pseudomonas aeruginosa* y *Candida albicans,* empleando un extracto de metanol (60%) de las raíces de la planta por considerarse que era más eficaz como antibacteriano que otros extractos.

Las pruebas demostraron que inhibía el crecimiento de cinco de las ocho bacterias utilizadas en una concentración de 25 mg/ml. En concreto, fue eficaz contra *Bacillus subtilis, Escherichia coli, Proteus vulgaris, Shigella dysenteriae* y *S. aureus*. Sin embargo, fue poco eficaz contra *Klebsiella pneumoniae, P. aeruginosa* y *C. albicans*. Los componentes activos podrían ser los flavonoides y las antocianidinas.

Las raíces de *K. pinnata* fueron sometidas al petróleo, al éter, al cloroformo y al metanol, y el disolvente acuoso se evaluó *in vitro,* y se halló que el extracto de metanol de las raíces era más eficaz como antibacteriano en comparación con las otras formas, mientras que ninguno de los extractos mostró actividad contra *C. albicans*.

Efectos analgésicos y anticonvulsivos

El efecto del residuo analgésico se evaluó utilizando ácido acético y formalina, mientras que para la acción anticonvulsiva se emplearon pentilentetrazol (PTZ), estricnina y tiosemicarbazida.

El efecto por vía oral proporcionó una protección de al menos el 30 % en el dolor inducido por el ácido acético. En este sentido, 300 mg/kg mostraron un efecto máximo del 78,49 %.

Las dosis de 150 y 300 mg/kg redujeron de manera significativa la primera fase del dolor inducido por la formalina, mientras que la segunda fue completamente inhibida. También se logró una reducción del 45 % en la sensibilidad a la presión.

El extracto aumentó de manera considerable el período de latencia en las convulsiones inducidas por PTZ y redujo significativamente la duración de las convulsiones inducidas.

Los resultados sugieren un efecto analgésico periférico y central, así como anticonvulsivo del extracto al 20 %.

Actividad en la leishmaniosis cutánea

Con el fin de demostrar la seguridad de la planta en un uso oral, se extrajeron diferentes flavonoides de la planta y se evaluaron *in vivo*. La dosis oral diaria de quercetina libre fue de 16 mg/kg. Se observó que fue capaz de controlar el crecimiento de la lesión causada por *Leishmania amazonensis* y reducir significativamente el parásito. Estos flavonoides son tan eficaces como proporcionar 320 mg/kg de extracto acuoso. El análisis del plasma sugirió que la quercetina y los glucurónidos son los principales componentes.

Esta enfermedad tropical es transmitida por la picadura de moscas que han ingerido sangre de mamíferos infectados. Los parásitos en los seres humanos se albergan dentro de los macrófagos en la forma amastigote, y se trasforman en el torrente sanguíneo en promastigotes. La leishmaniosis se presenta de dos formas: cutánea, que afecta la piel, y en las membranas mucosas, que por lo general da lugar a una úlcera en el lugar de la picadura del insecto. Cuanto más grave sea el kala-azar (leishmaniosis) así será la fiebre y el daño al hígado, que puede resultar fatal.

Diuréticos y actividad antiurolitiasis

Se estudió el efecto diurético y antiurolitiásico del extracto hidroalcohólico de las hojas administradas por vía oral. El efecto del extracto en la orina se determinó comparando el volumen de orina recogida. Se trató una urolitiasis de oxalato cálcico durante siete días. Se halló que tenía un efecto diurético significativo y buena actividad antilitiasis. El extracto hidroalcohólico de hojas de *K. pinnata* se administró por vía oral a personas y por vía intraperitoneal a animales. El efecto del extracto en la orina se determinó comparando el volumen de orina. La urolitiasis de oxalato cálcico fue inducida en ratas proporcionando etilenglicol por vía oral durante siete días, y el efecto del extracto se observó por su administración concurrente. Las pruebas demuestran que el extracto tenía un efecto diurético significativo y una buena actividad antilitiasis, además de ser diurético.

Actividad antialérgica

La planta posee un efecto protector en el choque anafiláctico grave, así como preventivo en las reacciones alérgicas inducidas por la degranulación de los mastocitos y la liberación de histamina. El tratamiento oral con el flavonoide quercitrina impidió la anafilaxia fatal en el 75 % de los casos. Estos hallazgos indican que el tratamiento oral con el extracto de la planta efectivamente modula la reacción anafiláctica e induce las respuestas inmunes.

Acción sobre el aparato digestivo

Se ha estudiado su acción para la recuperación posdiarrea crónica inducida por lactosa y la colitis experimental aguda y crónica inducida. La quercitrina aceleró la recuperación posdiarrea y ejerció un efecto antiinflamatorio sobre las fases aguda y crónica de la colitis. Los mecanismos implicados parecen estar relacionados con su capacidad antioxidante y antisecretora, sin descartar un posible efecto directo sobre la recuperación histológica. La quercetina se comporta como un inhibidor específico de la proteína kinasa c, lo que puede contribuir a su efecto antisecretor *in vivo*.

Actividad neurofarmacológica

Los efectos de los extractos acuosos de la hoja poseen actividades neurofarmacológicas. Se demostró que producían una profunda disminución en la actividad neurológica sin crear dependencia. Mostraron un efecto sedante marcado, como se evidencia por una reducción significativa en el comportamiento global y la potenciación del tiempo de sueño inducido por pentobarbital. También retrasa el inicio de las convulsiones provocadas por la estricnina y la picrotoxina. La dosis letal fue de LD50 en 641 mg/kg, lo que proporciona un margen de seguridad muy amplio a pesar de que posee acción depresora sobre el sistema nervioso central.

Actividad antitumoral

Se examinaron cinco bufadienolides aislados de las hojas debido a sus efectos inhibitorios sobre el virus de Epstein-Barr. Se demostró que los bufadienolides tenían una actividad inhibidora, especialmente el bryophyllin. El bryophyllin C y el bersaldegenin resultaron menos activos, lo que sugiere que los bufadienolides poseen un fuerte potencial contra ciertos tipos de cáncer, superior a los agentes quimiopreventivos.

La evaluación citotóxica mostró que todos los bufadienolides naturales y sus derivados muestran una actividad de moderada a fuerte contra cepas de cáncer humanas sin ocasionar hemólisis de los eritrocitos.

Según un estudio realizado en China, se probó que estos compuestos (bufalín, bufotalin y gamabufotalin), miembros clave de bufadienolides aislados a partir de plantas medicinales, potenciaban significativamente las células humanas sanas en el cáncer de mama y ocasionaban la inducción a la apoptosis de las malignas. La investigación demostró también que el bufalín fue uno de los más eficaces. Los resultados confirman que por primera vez existen importantes evidencias de que los compuestos bufadienolides tienen un excelente potencial para el tratamiento del cáncer.

Capítulo 5

KALANCHOE MEDICINALES

En toda América del Sur, la *Kalanchoe* ha tenido una larga historia de uso. Comúnmente se llama «hoja milagrosa» y «hoja de vida» por sus propiedades curativas. Sin embargo, desde que se estudia en Occidente, las utilidades de la planta han sido mayores de las esperadas y se han aislado sus componentes más activos, en especial las antocianinas y los flavonoides.

La actividad antiviral de esta familia de Crasuláceas ha quedado por completo demostrada, lo mismo que las aplicaciones de los flavonoides (pelargonidina, cianidina, peonidina, delfinidina, petunidina y malvidina) encontrados en las flores de color naranja, rosa, roja y magenta. También ha sido ampliamente reconocida la eficacia de la quercetina base.

Otra dato de sumo interés es que de una sola planta pueden obtenerse miles de ellas en un año.

Aranto *(Kalanchoe daigremontiana)*

Historia

Nombres alternativos: *Kalanchoe daigremontiana, Bryophyllum daigremontianum,* columna vertebral (espinazo) del diablo, planta de cocodrilo, planta de México o madre de miles. Procede del sudoeste de Madagascar.

Botánica

La *Kalanchoe daigremontiana,* también conocida más popularmente como madre de miles, es tal vez la más invasiva de estas plantas y la que a veces les da una mala reputación en términos de proliferación no deseada. Hay pocas plantas suculentas más invasivas que ésta; prácticamente cada centímetro de la planta tiene el potencial de convertirse en otro ejemplar.

Aunque no es raro que las suculentas tengan el poder de reproducirse a partir de hojas, tallos de flores o acción de la raíz, esta planta lo hace con tanta facilidad y velocidad que se hace difícil controlarla. Sin embargo, la estrategia reproductiva más impresionante es que utiliza la caída al suelo como su mejor método para reproducirse. Cuando lo hace, cientos de elementos fecundativos se forman a lo largo de los bordes de las hojas maduras.

Esta planta en sí es ornamental, con grandes y suaves bordes irregulares, y hojas e inflorescencias grandes y variadas, compuestas por varias docenas de flores brillantes de color salmón. Si se siembran las semillas, los tallos de muchas flores también forman bulbillos, lo que aumenta así su facilidad para propagarse.

La planta es sensible al frío, por lo que no es adecuado plantarla en las zonas donde se producen varias heladas al año.

Tiene las preferencias de una planta de interior resistente, y a pesar de que se quiera evitar su propagación, a menudo terminan apareciendo en las macetas de otras plantas en toda la casa, sobre todo si se colocan en un invernadero.

Esta *Kalanchoe* es una de las 130 especies de las cuales hay plantas anuales, bienales y perennes suculentas. La madre de miles posee yemas (plántulas) exógenas adventicias en los bordes dentados de la hoja que la hacen comportarse como sumamente fecunda.

Nos encontramos, pues, con una planta bienal, suculenta, de hasta 1 m de altura, con tallos simples, erectos o procumbentes, redondeados, de hasta 2 cm de grosor.

Las hojas son pecioladas, de triangulares a oblongo-lanceoladas, agudas, verdes en el haz y purpúreas en el envés, con el margen aserrado y que emite una pequeña plántula en cada hendidura.

Las flores son colgantes o extendidas, el cáliz tiene un tubo de 3-4 mm de longitud y lóbulos triangulares y agudos; la corola es acampanada, rosada o ligeramente purpúrea, y los lóbulos de obovados a lanceolados, obtusos o agudos.

Esta planta puede vivir durante años y crecer hasta 3 m, pero es preferible renovarla a menudo, pues tiende a almacenar peso en la parte superior.

Florece en verano y otoño y no tiene verdadera fragancia. Al final del verano la planta está en todo su esplendor, especialmente si está orientada al sur, pero en invierno es mejor ubicarla en el interior.

La madre de miles es muy resistente a la sequía y puede ignorarse en cuanto a cuidados durante largos períodos. Sin embargo, la alimentación regular y la atención desde marzo hasta octubre son necesarias para que la planta prospere.

La *Kalanchoe* colombiana (Ojaransín), introducida en Chile, no se diferencia en cuanto a sus propiedades medicinales.

Composición

Contienen triterpenoides y ácido graso de cadena muy larga (AGCML). La fracción triterpenoide contiene glutinol y friedelina (4-9%), junto con pequeñas cantidades de glutanol, acetato glutinol, epifriedelanol, germanicol y beta-amirina.

Riego y propagación

Los mejores momentos para plantar son la primavera y el otoño, cuando el suelo es viable y no existe peligro de heladas. Las siembras de otoño tienen la ventaja de que las raíces pueden desarrollarse y no tienen que competir con el crecimiento de la parte superior como sí ocurre en primavera. Esta estación es la mejor para las plantas perennes que no necesitan humedad o que se hallan en las zonas más frías, lo que permite que se establezcan completamente antes del primer invierno. La siembra en verano o en invierno no es aconsejable. Hay que mantener la humedad, pero sin añadir agua. Si las hojas comienzan a ponerse amarillas, es probable que sea por exceso de riego. La tierra debe estar húmeda al tacto, pero nunca empapada. La propagación se realiza por medio de plántulas pequeñas, y para ello basta con colocar una hoja madura sobre un lecho de tierra húmeda arenosa o tomar las plántulas de la hoja y colocarlas en el suelo. Si se planta en maceta debe ser en tierra seca, arenosa y bien drenada, similar a la mezcla para cactus comercial. La planta crecerá con un tallo recto, pero puede extenderse si se cortan los brotes principales.

Usos medicinales

Se emplea habitualmente en cosmética como regeneradora celular y antiestrías.

En la Alemania de principios del siglo XX se usaba para casos de histerismo, así como para tratar enfermedades psicológicas como la esquizofrenia, crisis de pánico y miedos en general.

Si se usa tópicamente y como ungüento, mezclada con aceite vegetal o vaselina, es eficaz contra:

- Inflamaciones.
- Tumores.
- Abscesos.
- Quemaduras.
- Heridas de difícil tratamiento.
- Localmente también detiene las hemorragias, es antiinflamatoria, astringente y cicatrizante.
- También se usa el jugo de esta planta como colirio.

Otras aplicaciones comprenden:

- Daños celulares en general.
- Diabetes.
- Afecciones pulmonares y renales.
- Afecciones del aparato urogenital y del aparato digestivo.
- Enfermedades crónicas de la piel.
- Problemas en los órganos reproductores.
- Afecciones de la mujer (pechos, útero, fertilidad, etcétera).
- Problemas circulatorios.

Preparación

Se emplean las hojas, que tienen un sabor acidulado, en infusión o zumo. También como té, como aliño para ensaladas, en emplastos o sus extractos fluidos. Se recomienda triturar suavemente 2 o 3 hojas, hacer una infusión y tomarla 3 veces al día.

Con la misma infusión podemos elaborar emplastos, cataplasmas o compresas y aplicarlas sobre heridas de difícil cicatrización.

Toxicidad

Al contrario que otras *Kalanchoe*, esta variedad no se considera tóxica, salvo las especies híbridas ornamentales.

Coirama (*Kalanchoe pinnata*)

Historia

La *Kalanchoe pinnata* tiene muchos nombres en todo el mundo, y la podemos encontrar bajo la denominación de planta de aire, planta de la vida u hoja milagrosa, además de *Katakataka*, *Pather Chat* o *Paan futti*, entre otras. Incluso se conoce como la planta de Goethe, por Johann Wolfgang von Goethe, que además de ser escritor fue naturalista a tiempo parcial y adoraba a la planta. Estaba sorprendido por su capacidad para reproducirse en las condiciones más difíciles. Y, por supuesto, también se conoce como la maravilla del mundo por sus numerosos usos medicinales.

Otros nombres comunes: *Balangban*, bruja, *coirama*, *coirama-branca*, *coirama-brava*, *dipartenga*, *farine chaude*, *floppers*, *Folha-da-costa*, amor verde, hoja de la vida, vivir para siempre, planta de amor mexicana, *Motta Patti*, *paichecara*, *pashipadeh*, *paochecara*, *pirarucú*, *potagoja*, *Sayao*, *saião*.

Sinónimos botánicos: *Bryophyllum calycinum, B. germinans, Pinnatum B., Calycina cotiledones, calyculata C., C. pinnata, rhizophilla C., Floripendia Crassuvia, pinnata Crassula, Sedum madagascariense, Verea pinnata.*

Botánica

Familia: Crasuláceas.
Género: *Kalanchoe*.
Especies: *brasiliensis, pinnata*.

Es una planta perenne, por completo glabra (desprovista de pelos), con tallos simples, redondeados, de hasta 1,8 m de altura y 2 cm de grosor, leñosos en la base. Se reproduce por semillas y también vegetativamente a partir de los bulbos. Las hojas son pecioladas y opuestas; las inferiores son simples y las superiores generalmente pinnadas, con 3-5 folíolos elíptico-obtusos, de 5-20 x 2-10 cm, ensanchados hacia la base, y de 2,5-7,5 cm de longitud, con los márgenes crenados (estrellados) y que producen bulbillos en cada hendidura.

Son verdes, rayadas de púrpura y con los bordes tintados de rojo-anaranjado. La inflorescencia es en cima paniculada de 10-80 cm de longitud, con flores colgantes, sobre pedicelos de 10-12 mm de longitud. El cáliz es acampanado, papiráceo (textura semejante al papel), verde con líneas rojas o violeta, con el tubo de 20-30 mm de longitud y lóbulos deltoides, acuminados (puntiagudos), de 7-11 mm de longitud; la corola es cilíndrica, verde por la parte inferior y rojiza por la superior, con un tubo de 25-40 mm de longitud y lóbulos desde oblongo-aovados a triangulares, agudos, de 9-14 mm de longitud. Los estambres están insertos por debajo de la mitad del tubo de la corola. Las anteras son aovadas. Es nativa de Madagascar.

Más comúnmente conocida como «planta de aire», tiene altos tallos huecos y hojas carnosas de color verde oscuro que están festoneadas y recortadas en rojo, con flores colgantes.

A nivel botánico se clasifica con dos nombres que se refieren a la misma planta: *Bryophyllum pinnatum* y *pinnatum Kalanchoe* (así como diversos sinónimos de ambos), y éstas son las únicas especies que se encuentran en América del Sur.

Sin embargo, hay otras doscientas especies que se hallan en África, Madagascar, China y Java. Algunas se cultivan como ornamentales en Estados Unidos y están adquiriendo popularidad como plantas de interior tropicales. En Brasil, la planta se conoce como *saião* o *coirama* y en Perú se la llama hoja del aire (planta de aire) o simplemente *Kalanchoe*.

Esta planta puede propagarse con facilidad a través de los tallos. Es una ornamental que está teniendo gran importancia por sus propiedades medicinales en el tratamiento del dolor de oídos, las quemaduras, los abscesos, las úlceras, las picaduras de insectos, el panadizo, la diarrea y el cáncer.

Además de sus diversas e importantes propiedades medicinales, posee una capacidad casi única para crecer en cualquier lugar. Hay quien dice que es capaz de reproducirse dentro de las hojas de un libro. También asombrará porque puede crecer por sí misma a partir de una hoja caída al suelo. Hasta tal punto es fértil que no necesita apenas cuidados ni un terreno especial. Además de su versatilidad y resistencia, es una de las plantas medicinales más importantes de la naturaleza.

Composición

A lo largo de la investigación de plantas medicinales de Indonesia, se han aislado e identificado químicamente varios principios bioactivos, tales como los insecticidas bufadienolides extraídos de las *Kalanchoe*.

Es rica en alcaloides, triterpenos, glicósidos, flavonoides, esteroides y lípidos. Las hojas contienen una serie de elementos químicos llamados bufadienolides, que son muy activos y que han despertado el interés de los científicos.

Son muy similares, en cuanto a estructura y actividad, a los glucósidos cardíacos digoxina y digitoxina (utilizados para el tratamiento clínico de la insuficiencia cardíaca congestiva y las enfermedades relacionadas). Los bufadienolides han puesto de manifiesto en la investigación clínica que poseen un efecto antibacteriano, antitumoral en el cáncer y acciones insecticidas.

Los elementos químicos que incluye son: ácido araquídico, astragalin, ácido behénico, beta amirina, benzenoides, beta-sitosterol, bryophollenone, bryophollone, bryophyllin, AC bryophyllin, bryophyllol, bryophynol, C bryotoxin, bufadienolides, ácido cafeico, campesterol, cardenólidos, ácido cinámico, clerosterol, clionasterol, codisterol, ácido cumárico, epigalocatequina, ácido ferúlico, flavonoides, friedelina, glutinol, hentriacontane, isofucosterol, kaempferol, ácido oxálico, oxalacetato, ácido palmítico, patuletin, peposterol, fosfoenolpiruvato, ácido protocatéquico, pseudotaraxasterol, quercetina, esteroides, estigmasterol, ácido succínico, ácido siríngico, taraxerol y triacontano.

Entre los más activos a nivel medicinal se encuentran:

Flavonoides, diferentes polifenoles, triterpenoides, quercetina (pigmento) y quercitrina (que se forma a partir del anterior), ambas con propiedades antialérgicas.

La antocianidina propenamine podría ser responsable de la actividad antimicrobiana.

Los bufadienolides aislados de las hojas de la planta poseen un potencial quimiopreventivo contra el cáncer.

Riego y propagación

La planta puede convertirse en una mala hierba si se permite que caiga sobre el suelo en barbecho, ya sea en el invernadero o en el hogar. Todas las partes de la planta pueden llegar a ser tóxicas a dosis altas y no se debe cultivar donde haya niños pequeños. En dosis terapéuticas, no obstante, posee actividad farmacológica intensa y, en principio, exenta de efectos secundarios.

En el invernadero, las plantas florecen de manera esporádica a finales de invierno, dando lugar a flores púrpuras. Necesita pleno sol o sombra parcial, con una mezcla de suelo con un buen drenaje, aunque, como hemos dicho, es capaz de crecer en terrenos difíciles. En el invernadero se utiliza una mezcla de tierra que contenga una parte de turba y dos de arcilla y arena. Las plantas se riegan y se dejan secar ligeramente antes de volver a regar. Se deben abonar una sola vez durante la temporada con un fertilizante equilibrado. Durante los meses de invierno, el agua se debe limitar, pero no hay que permitir que se sequen completamente. Se propaga con facilidad a partir de las plántulas que se han formado en los bordes de las hojas o por esquejes. Las estacas se deben mantener muy secas hasta la raíz. Cuando se cultiva al aire libre, florece a finales de invierno y muere, con muchos hijos que ocupan su lugar. Las flores son de color gris lavanda.

La planta, que alcanzará hasta un 1 m de altura, posee hojas opuestas, carnosas, oblongo-lanceoladas, que llegan hasta los 15-20 cm de longitud y 3,2 cm de anchura. Son de color verde suave, con ciertas manchas púrpura. La característica más notable es que los márgenes de estos órganos tienen forma de cuchara y espolones en las plantas jóvenes. En otras palabras, son realmente hojas como tallos. La verdadera atracción son las pequeñas plántulas que crecen en los bordes de las hojas, que caen fácilmente y enraízan sin problemas.

Estas plantas se cultivan como plantas de interior ornamentales y plantas de jardín. Es conocida por los chinos como «miles y millones de rojo y púrpura» y se suele comprar durante el Año Nuevo chino con fines decorativos. Son muy populares debido a su facilidad de propagación, escasa necesidad de agua y la gran variedad de colores de las flores que, por lo general, nacen en racimos muy por encima del crecimiento vegetativo. La variedad de *Bryophyllum* –anteriormente un género independiente– incluye especies como esta «planta del aire» o *Kalanchoe pinnata*.

En estas plantas, los individuos se desarrollan vegetativamente como plántulas, también conocidos como bulbillos o gemas, a lo largo de los guiones de las hojas. Estas plantas jóvenes al final echan raíces. No se han encontrado machos de este género y se la llama de manera equivocada la madre de miles, pero este nombre corresponde a la *Kalanchoe daigremontiana*. La planta es un ejemplo de reproducción asexual (no tan común para las hojas). Pueden servir de alimento para las orugas de la mariposa Red Pierrot, que pone sus huevos en las hojas y después de la eclosión se come la hoja desde el interior.

Partes usadas

Hojas, jugo de las hojas.

Actividades biológicas

Contra microorganismos

Muchos de los usos tradicionales de la *Kalanchoe* se pueden explicar por la investigación clínica realizada hasta ahora en la planta. El uso tradicional en las enfermedades infecciosas (en uso tanto oral como tópico) con el apoyo de las investigaciones, muestra que las hojas de la *Kalanchoe* tienen actividad antibacteriana, antiviral y antifúngica. La hoja y el jugo de la hoja han demostrado significativamente *in vitro* una gran actividad antibacteriana hacia *S. aureus, Escherichia coli, Shigella, Bacillus* y *Pseudomonas,* así como varias cepas de bacterias resistentes a múltiples fármacos. Un extracto de agua de las hojas de la *Kalanchoe* (administrado tanto por vía tópica como oral) ha demostrado que puede prevenir y tratar la leishmaniosis (una enfermedad parasitaria frecuente en los países tropicales que se trasmite por la picadura de moscas de la arena) en los seres humanos y en animales.

Propiedades antihistamínicas

Además de sus propiedades antibacterianas, los usos tradicionales de la *Kalanchoe* para las enfermedades de las vías respiratorias superiores y la tos pueden explicarse por la investigación, que demuestra que el jugo de la hoja tiene una potente actividad antihistamínica y antialérgica. En un estudio *in vivo,* el jugo de la hoja fue capaz de proteger contra reacciones anafilácticas inducidas químicamente y la muerte por el bloqueo selectivo de los receptores de histamina en los pulmones.

Propiedades antiinflamatorias

En otro *in vivo,* los científicos validaron el uso de la *Kalanchoe* en el caso de las úlceras gástricas mediante un extracto de la hoja que actuaba como protector contra los efectos del estrés, la aspirina, el etanol y la histamina. Otros *in vivo* confirmaron que puede reducir la fiebre al tener efecto antiinflamatorio, aliviar el dolor y poseer efectos como relajante muscular.

Sistema inmunitario

Además de su acción antiinflamatoria, se le han atribuido cualidades como inmunomodulador y un efecto inmunosupresor, ambos documentados por varios estudios científicos. En varios estudios *in vivo* e *in vitro,* los investigadores informaron que los extractos de la hoja o el zumo suprimen diversas reacciones inmunes, incluidas aquellas que desencadenan una respuesta inflamatoria, así como en la secreción de histamina.

Sistema nervioso

La *Kalanchoe* se ha utilizado por sus efectos sedantes del sistema nervioso. La acción parece deberse a la capacidad para aumentar los niveles de GABA (ácido gamma-aminobutírico), un neurotransmisor, así como en menor medida los de GABOB, análogo al anterior; pero no tiene efectos inductores de sueño, aunque estimula la hormona de crecimiento o HGH, el cortisol y la prolactina.

El GABA está presente en altas concentraciones en muchas regiones cerebrales. Estas concentraciones son de alrededor de mil veces mayores que las de los neurotransmisores monoaminérgicos clásicos en las mismas regiones. Esto concuerda con las acciones potentes y específicas de las neuronas ricas en GABA en estas regiones.

Entre otras posibles implicaciones funcionales del GABA, se sugiere que su alteración interviene en los trastornos neurológicos y psiquiátricos de los humanos, incluidos la corea de Huntington, la epilepsia, el alcoholismo, la esquizofrenia, los trastornos del sueño y la enfermedad de Parkinson. La manipulación farmacológica del GABA es un enfoque efectivo para el tratamiento de la ansiedad, y ahora sabemos que las acciones anestésicas depresivas de los barbitúricos se explican por un aumento de la transmisión sináptica inhibitoria mediada por los receptores GABA.

El GABA se sintetiza a partir del ácido glutámico, mediante la intervención específica del ácido-glutámico-descarboxilasa (GAD), un sistema enzimático dependiente del fosfato de piridoxal, exclusivo de mamíferos y sólo presente en el sistema nervioso.

Acción sobre el virus Epstein-Barr

Las investigaciones realizadas por Unang Supratman y sus colegas de la División de Bioquímica Aplicada, de la Universidad de Osaka, en la Prefectura en Sakai, en Japón, mostraron que el aislamiento de cinco bufadienolides tiene el efecto de inhibir la activación de un antígeno temprano de Epstein-Barr (EBV-EA) en las células Raji que causan el tumor.

El virus Epstein-Barr, con frecuencia denominado VEB, es un miembro de la familia de los herpesvirus y uno de los virus humanos más comunes. Se encuentra en cualquier lugar del mundo, y la mayoría de las personas se infectan con este virus en algún momento de sus vidas. En Estados Unidos, por ejemplo, hasta el 95 % de los adultos entre 35 y 40 años de edad están infectados, y los niños se tornan susceptibles al EVB cuando pierden los anticuerpos maternos.

Habitualmente la infección no causa síntomas o son similares a otros procesos infecciosos leves. Cuando la infección con EVB tiene lugar durante la adolescencia o la edad adulta, causa mononucleosis infecciosa, una enfermedad que requiere tratamiento urgente.

Usos medicinales

- Antialérgica.
- Antianafiláctica.
- Antiulcerosa.
- Antibacteriana.
- Antiviral.
- Sedante del sistema nervioso central.
- Gastroprotectora.
- Inmunosupresora (suprime algunas células del sistema inmune).

- Inmunomoduladora (modula algunas células inmunes hiperactivas).
- Relajante muscular.
- Insecticida.
- Antihelmíntica.
- Cicatrizante de heridas.
- Anticonceptiva.
- Hepatoprotectora.
- Antiinflamatoria.
- Antidiabética.
- Nefroprotectora.
- Actividad antioxidante.
- Analgésica.
- Anticonvulsiva.
- Antipirética.

Partes usadas

Principalmente las hojas, que tienen un gusto acidulado. El método de preparación principal es una infusión o un jugo de hojas frescas.

Preparación

- **Uso tópico:** se preparan las hojas machacadas en forma de cataplasma, compresa o emplaste; también se emplea el zumo de las hojas mezclado con aceite o vaselina para usarlo como ungüento. Usada así, la planta es antiinflamatoria, antihemorrágica, astringente y cicatrizante.
    - Tanto oral como tópicamente, se emplea para todo tipo de dolor e inflamación y para diversas infecciones bacterianas, virales y por hongos.

- Para la leishmaniosis cutánea.
- Para el dolor de oídos (el zumo de la hoja se introduce en el oído).
- Para los orzuelos: hay que calentar las hojas y colocarlas sobre el ojo durante un minuto o dos, de tres a seis veces al día. Se puede alternar este tratamiento con una solución de lavado con ácido bórico. Al mantener la hoja sobre el ojo se reduce el tamaño y enrojecimiento de los orzuelos.
- Es un buen remedio para los dolores musculares y la fibromialgia. Para ello hay que calentar la hoja y aplicarla en la zona y el dolor desaparece.
- El dolor de pies por reúma o excesiva actividad física se puede aliviar agregando algunas hojas en un poco de agua caliente y sumergiendo los pies.

- *Uso oral:* las hojas crudas se pueden comer en ensalada; el zumo, fresco (hay que añadir agua); y las hojas hervidas, en infusión. La dosis serían 30 g diarios de hoja fresca en dos tomas. En infusión, podemos tomar una antes de cada comida, con una dosis de una cucharadita de postre por infusión, es decir, tres infusiones al día. Es eficaz para las infecciones respiratorias altas y para la gripe.

Usos medicinales actuales

Se trata de plantas que ejercen una acción global sobre todo el organismo y, por tanto, su espectro de acción es amplio. En medicina tradicional, especialmente en América Latina, Asia y África, se usan para tratar las siguientes enfermedades y dolencias:
- Lesiones y enfermedades relacionadas con daños celulares, en especial el cáncer.
- Heridas profundas y gangrenadas.

- Infecciones, quemaduras.
- Tumores y abscesos.
- Reumatismo.
- Inflamaciones.
- Hipertensión.
- Cólicos renales.
- Diarreas.
- Enfermedades psicológicas: esquizofrenia, crisis de pánico y miedos.
- No obstante, esta planta está indicada para cualquier enfermedad debilitante.
- Muchos de los usos tradicionales de la *Kalanchoe* han sido verificados en la investigación con animales, y continúa siendo un remedio natural popular en todo el trópico.
- Se ha utilizado tradicionalmente para tratar infecciones, reumatismo, inflamación y por su efecto inmunosupresor.
- En el sureste de Nigeria, esta hierba se usa para facilitar la salida de la placenta del bebé recién nacido.
- Las hojas tostadas ligeramente se usan tópicamente contra hongos en la piel.
- Las infusiones con las hojas son un remedio para la fiebre.
- También se utiliza para expulsar las lombrices.
- Para las bronquitis agudas y crónicas, la neumonía y otras enfermedades respiratorias como el asma.
- Es sanadora de heridas, diurética y supresora de la tos.
- La planta también se emplea en las enfermedades renales como la litiasis.
- Para las úlceras gástricas y el edema de las piernas.
- En la medicina ayurvédica se usa como analgésica, astringente, para náuseas, gases intestinales y vómitos.

Tiene efectos beneficiosos en:
- Dolor de cabeza.
- Inflaciones.
- Convulsiones.
- Debilidad general.

Otras acciones
- Antiepiléptica.
- Supresora de la tos.
- Carminativa (expulsión gases).
- Hipocolesterolémica (reduce el colesterol).
- Estimulante menstrual.
- Tonifica, equilibra y refuerza las funciones totales del cuerpo.
- Estimulante uterina.
- Vasoconstrictora.
- Cicatrizante.

Precauciones

Hay que evitar el uso a largo plazo por sus efectos supresores del sistema inmune.

Contraindicaciones

No conviene tomarla durante el embarazo, ya que puede estimular el útero. No conviene usar la planta de forma continuada durante largos períodos de tiempo si no es en un tratamiento médico específico.

Su composición incluye compuestos como los bufadienolides, que son glucósidos cardíacos, por lo que en pacientes afectados por cardiopatías hay que consultar con el médico.

La investigación clínica realizada hasta la fecha con animales indica que las hojas no son tóxicas en dosis de hasta 5 g/kg de peso corporal; sin embargo, existen algunos informes de toxicidad e incluso la muerte cuando los animales de pastoreo (vacas y cabras) consumen cantidades excesivas de hojas y flores (estimada en 20 g/kg de peso corporal).

Se pueden encontrar varias especies híbridas en las tiendas de plantas y viveros, pero este tipo de plantas han sido modificadas genéticamente en sus cualidades y aspecto como plantas ornamentales y no deben ingerirse o considerarse un remedio natural.

La investigación clínica efectuada sobre *Kalanchoe* indica que puede existir toxicidad si se abusa de la planta, y señala que hasta dosis de 5 g/kg de peso no hay toxicidad (esto equivale a unos 350 g de hoja para una persona de 70 kg, que es una dosis de 4 a 10 veces superior a la aconsejada).

Ojaransín
(*Kalanchoe gastonis-bonnieri*)

Historia

Nombres alternativos

«Ojaransín» es una de las denominaciones de esta planta, además de «kalanchoe gigante», «hoja de la buena suerte», «hoja de vida», «vida vegetal», «hoja milagrosa», *Beachbells Palm*, *Sprout*, «planta hoja», «hoja brote», «árbol de la vida». El nombre de esta *Kalanchoe* es un misterio y se cree que se trata de una trascripción fonética de las palabras chinas *Kalan Chauhuy*, que significan «que cae y crece», probablemente en referencia a las plántulas que se desprenden de muchas de las especies y de las que brotan nuevos ejemplares en poco tiempo. Otros botánicos la relacionan con el término índio *Kalanka*, que significa 'óxido' y *chaya*, que significa 'brillante', en referencia a las hojas de color rojizo brillante de la especie india.

Esta planta era conocida y utilizada como medicina por los antiguos egipcios y fue traída a la Amazonia durante la época del auge del caucho a finales del siglo XIX.

El nombre *gastonis-bonnieri* honra al botánico francés Gastón Bonnier (1853-1922). En un reciente estudio sobre las Crasuláceas, el doctor Bernard Descoings en su *Manual ilustrado de las plantas suculentas: Crasuláceas,* de 2003, señala que «no hay duda de que la *Kalanchoe gastonis-bonnieri* pertenece a la especie *Bryophyllum,* pero algunos autores continúan colocándola, de manera errónea, en otra familia de *Kalanchoe*».

Botánica

Esta planta suculenta tiene un rápido crecimiento perenne o bienal en las zonas rocosas del noroeste de Madagascar, llegando a alcanzar una altura y una anchura de 30 a 45 cm, con hojas aovado-lanceoladas que pueden ser enormes, de hasta 50 cm de largo. De color bronce-verdoso, están cubiertas de una capa cerosa de color blanco y adornadas de manchas gris-verdoso y marrón. Suelen tener pequeñas plántulas en desarrollo a lo largo del borde de la hoja.

La inflorescencia terminal empieza a crecer en otoño para desarrollarse en un tallo que se ramifica en la parte superior con varios grupos de botones de color melocotón pálido. Posteriormente, éstos se oscurecen y se convierten en cálices que sostienen los pétalos más oscuros, de color rojizo salmón, con puntas de color amarillo quemado. En el interior, todo el proceso de floración dura casi dos meses, y en ese momento la «planta madre» reduce las plántulas de muchas de las hojas que se desarrollan en dos o tres años.

Puede ponerse en cestas colgantes o en un terreno ajardinado en un lugar seco. No le gusta estar a pleno sol y prefiere la sombra parcial. Hay experiencias que demuestran que puede sobrevivir a temperaturas de 0 ºC, pero no por debajo de éstas. En cualquier caso, lo más importante es protegerla de las heladas.

Esta descripción se basa en investigaciones muy detalladas sobre la *Kalanchoe gastonis-bonnieri* que se han realizado en vivero, en jardines y en huertos. No está autorizada exportarla desde Ecuador, a menos que lo hayan aprobado las autoridades competentes.

Composición

Contienen ácidos vegetales, bufadienolides, oxalato cálcico, ácido cítrico, alcaloides, flavonoides, catalasa, y antocianinos.

Usos medicinales

Se emplea para:

- Inflamación de la próstata.
- Tumor en los ovarios y quistes de útero.
- Enfermedades renales.
- Leucemia.
- Gangrenas.
- Úlceras internas y externas.
- Litiasis renal y vesicular.
- Hemorroides.
- Bronquitis y asma.
- Sinusitis.
- Depresión del sistema inmunológico.

En un estudio efectuado en la University of Miami Medical School se encontraron estas otras acciones medicinales:

- Dolores de cabeza.
- Dolor de muelas.
- Gastralgias.
- Quemaduras.
- Picaduras de insectos.
- Colesterol.
- Hipertensión.
- Crisis de pánico.
- Esquizofrenia.
- Histerismo.

Preparación

La crema se elabora mediante la mezcla de extracto puro de agua de la planta con una base de crema importada de Francia. Se le atribuyen propiedades protectoras, nutritivas e hidratantes. Una pequeña cantidad de aceite esencial de lavanda se añade como complemento de sus propiedades nutricionales y usos terapéuticos, especialmente para el acné, las alergias, las quemaduras, la dermatitis del pañal, y el cuidado general de la piel.

La crema se utiliza en Ecuador para: quemaduras, alergias, varices y úlceras, diabetes, calvicie, verrugas, vitíligo, acné, espinillas, puntos negros, arrugas, hemorroides, psoriasis, dermatitis del pañal, dermatitis y cuidado de la piel en general.

Toxicidad

En altas dosis puede provocar en el ganado la enfermedad conocida como krimpsiekte (enfermedad de la reducción) o como cotyledonosis.

Capítulo 6

UTILIDAD DE LAS KALANCHOE CONTRA EL CÁNCER

Para que se desarrolle un cáncer es necesario que de forma acumulativa y continuada se produzcan alteraciones celulares durante un largo período de tiempo, generalmente años. Antes, el sistema inmunológico y los antioxidantes suelen controlar perfectamente este crecimiento anómalo, y posiblemente un gran número de tumores malignos desaparecen sin que el propio enfermo haya sido consciente de su enfermedad.

El cáncer se origina cuando las células normales se transforman en cancerígenas, es decir, adquieren la capacidad de multiplicarse descontroladamente e invadir tejidos y órganos. Este proceso se denomina carcinogénesis y suele durar varios años y pasar por diferentes fases. Las sustancias responsables de producir esta transformación se llaman agentes carcinógenos; son tan variados y hay tantos a nuestro alrededor que resulta imposible evitarlos todos. Un ejemplo de ello son las radiaciones ultravioleta del sol, los rayos X, el amianto o el virus del papiloma humano. En esta fase, las *Kalanchoe* actuarían como preventivas.

La primera fase comienza cuando estos agentes actúan sobre la célula alterando su material genético (mutación), y aunque una primera mutación no es suficiente para que se genere un cáncer, es el inicio del proceso. La condición indispensable es que la célula alterada sea capaz de dividirse. Como resultado, las células dañadas comienzan a multiplicarse a una velocidad ligeramente superior a la normal, transmitiendo a sus descendientes la mutación. A esto se le llama fase de iniciación tumoral, y las células involucradas en esta fase se denominan células iniciadas. La alteración producida es irreversible, pero insuficiente para desarrollar el cáncer. Nuestras defensas orgánicas y los antioxidantes, entre otros, pueden controlar esta fase. Sin embargo, los trastornos emocionales intensos pueden hacer que el cáncer pase a una nueva fase, en la cual las células iniciadas actúan de nuevo y de forma repetida. Cuando los agentes carcinógenos se hallan presentes de forma continuada, la multiplicación celular comienza a ser más rápida y aumenta la probabilidad de que se produzcan nuevas mutaciones. A esto se le llama fase de promoción, y las células involucradas en esta fase se denominan células promocionadas. Actualmente conocemos muchos factores que actúan sobre esta fase, como el tabaco, la alimentación inadecuada, el alcohol, el estrés, etcétera.

Por último, las células iniciadas y promocionadas sufren nuevas mutaciones. Cada vez se hacen más anómalas en su crecimiento y comportamiento. Adquieren la capacidad de invasión, tanto a nivel local infiltrando los tejidos de alrededor como a distancia, originando las metástasis. Es la fase de progresión. Podríamos considerar ahora que estas células se han vuelto locas.

Las células cancerosas malignas, presentes ya en esta fase, se distinguen de las otras, las sanas, en que no obedecen al código reproductor normal y se multiplican escapando a las leyes conocidas de una manera anárquica, al menos para nuestros conocimientos. Invaden los tejidos próximos y lejanos provocando la necrosis y son capaces de extenderse por el tejido linfático o sanguíneo. Las mutaciones en el ADN se realizan en varias etapas y hacen que la célula se convierta en maligna; este proceso puede durar varios años. A partir de entonces, adquieren la capacidad de funcionar fuera de los cauces normales y su respuesta a los estímulos hormonales e inmunitarios está modificada, ya que carecen de la capacidad de cooperación con el resto del cuerpo. Su crecimiento no tiene límite y son capaces de usurpar todos los nutrientes que encuentran a su alcance, privando de ellos al resto de las células sanas. La muerte del organismo que las alberga no parece ser un freno para su poder destructivo.

Como resultado de la incapacidad del sistema orgánico para detenerlas, las células aumentan su número, presentan alteraciones de forma, tamaño y función y poseen la capacidad de invadir otras partes del organismo formando en ocasiones nódulos. En las leucemias, por ejemplo, las células alteradas crecen e invaden la médula ósea (tejido que se encarga de la formación de las células de la sangre). Con el tiempo, las células salen al exterior e invaden la sangre y otros órganos. Aun así, no se puede comparar el proceso por el que puedan estar pasando dos personas que tienen un mismo diagnóstico de cáncer. Sus síntomas, tratamientos y evolución pueden ser totalmente diferentes. En este aspecto, hay que destacar que la evolución de cada cáncer está sujeta a múltiples factores que van a interactuar entre sí. Éstos varían dependiendo tanto del tumor como del paciente, y no existe un tratamiento único para un mismo tipo de cáncer.

En esta fase es donde más investigación hay con las *Kalanchoe*, pues refuerzan el sistema inmunitario e inducen a las células cancerosas a la apoptosis o muerte voluntaria.

Tipos de cáncer

Los *carcinomas,* los tipos más comunes de cáncer, se originan a partir de las células que cubren las superficies externas e internas del cuerpo. Los cánceres de pulmón, de mama y de colon son los cánceres más frecuentes de este tipo.

Los *sarcomas* son cánceres que se originan a partir de células que se encuentran en los tejidos de soporte del cuerpo, como hueso, cartílago, grasa, tejido conectivo y músculo.

Los *linfomas* son cánceres que se originan en los ganglios linfáticos y en los tejidos del sistema inmunológico del cuerpo.

Las *leucemias* son cánceres de las células inmaduras de la sangre que crecen en la médula ósea y que tienen tendencia a acumularse en grandes cantidades en el torrente sanguíneo.

La *Kalanchoe* podría ser más eficaz en los carcinomas y los linfomas.

Características de las células malignas

Displasia

Los mecanismos reguladores que mantienen el equilibrio de las células son incapaces de controlar su división, lo que produce un cúmulo de células. Normalmente da lugar a un bulto o tumor.

Neoplasia

Las células presentan variaciones en su forma, tamaño y función. Estas células dejan de actuar como deben y adquieren nuevas propiedades que configuran el carácter maligno.

Capacidad de invasión

El cáncer puede extenderse por el organismo utilizando para ello diferentes vías. Las más comunes son:

La propagación local

Se produce cuando las células tumorales invaden los tejidos vecinos, infiltrándose en ellos.

La propagación a distancia

Ocurre cuando algún grupo de células malignas se desprende del tumor original donde se generó para trasladarse a otros lugares del organismo. Por lo general, se propagan por los vasos sanguíneos y linfáticos, para después desarrollar tumores malignos secundarios.

División celular normal

Nuestro organismo está constituido por un conjunto de células, sólo visibles a través del microscopio, que se dividen periódicamente y de forma regular con el fin de reemplazar a las ya envejecidas o muertas, y mantener así la integridad y el correcto funcionamiento de los distintos órganos.

El proceso de división de las células está regulado por una serie de mecanismos de control que indican a la célula cuándo comenzar a dividirse y cuándo permanecer estática. Cuando estos mecanismos se alteran en una célula, ésta y sus descendientes inician una división incontrolada, que con el tiempo dará lugar a un tumor o nódulo.

Cuando las células que constituyen dicho tumor no poseen la capacidad de invadir y destruir otros órganos, hablamos de tumores benignos. Pero cuando estas células, además de crecer sin control, sufren nuevas alteraciones, adquieren la facultad de invadir tejidos y órganos de alrededor (infiltración), y de trasladarse y proliferar en otras partes del organismo (metástasis), se denomina tumor maligno, que es a lo que llamamos cáncer.

Metástasis

La metástasis se produce mediante la adhesión de las células tumorales al endotelio vascular, con lo cual consiguen su nutrición desde el mismo sistema circulatorio, llegando entonces a formar un nódulo tumoral independiente. Para definirlo como metástasis el tumor maligno tendrá que haberse extendido por otros órganos distantes, frecuentemente por vía sanguínea o linfática.

Los cánceres son capaces de propagarse por el cuerpo gracias a dos mecanismos: invasión y metástasis. La *invasión* es la migración y penetración directa de las células del cáncer en los tejidos vecinos, mientras que la *metástasis* es la capacidad de las células del cáncer de crecer en un nuevo foco (metástasis) en tejidos normales de otra parte del cuerpo.

Puesto que ya sabemos que los tumores se clasifican como benignos o malignos dependiendo de si pueden invadir localmente o alcanzar órganos distantes, su crecimiento también será muy diferente. En los tumores benignos el crecimiento es local y lento, mientras que los malignos son capaces de propagarse por invasión y metástasis. Por definición, el término *cáncer* se aplica solamente a los tumores malignos, y debe existir cuanto antes un diagnóstico diferencial para evaluar el alcance del mal y las posibilidades de curación. El primer problema surge cuando ante la presencia de un tumor benigno, con apenas afectación y sintomatología, se decide eliminarlo cuanto antes para evitar que, en un futuro, se pueda malignizar. Pero con demasiada frecuencia, esas células hasta entonces tranquilas se rebelan con una gran agresividad al saberse atacadas, diseminándose las supervivientes por el torrente sanguíneo en espera de una nueva oportunidad. Pero ahora han aprendido a defenderse, como un grupo de resistencia bélico, y a su conocimiento sobre el enemigo hay que añadir su, llamémosle así, enfado. ¿No es acaso el interior del cuerpo humano una reproducción del ciclo de la naturaleza? Razonablemente, cuando una especie es atacada por otra, la lucha es encarnizada y solamente el más hábil logra la victoria.

La medicina natural, y, por tanto, las plantas medicinales, no suponen en principio una señal de alerta para las células cancerosas, del mismo modo que no lo son las defensas naturales. La razón reside en que se trata de elementos biológicos, no químicos, que disponen de una información que les permite integrarse como un elemento más en el cuerpo humano. Por el contrario, los medicamentos, al tratarse de productos inorgánicos, muertos, no disponen de ninguna información, y son considerados entonces elementos extraños que hay que eliminar. Las vibraciones cuánticas que emiten las plantas medicinales *Kalanchoe* no solamente logran potenciar las defensas naturales, sino que también mejoran el equilibrio orgánico, la homeostasis. Armonizan las vibraciones alteradas y logran que todo el conjunto celular sea más eficaz, desarrollándose así una sinergia entre todos los órganos y sistemas corporales.

Una vez que sabemos que la causa principal de muerte de un paciente por cáncer son las metástasis, deberemos evitar que este hecho se produzca, aunque para ello haya que comprender las razones que llevan a que un grupo de células benignas, que viven en simbiosis con el organismo que las alberga, se malignice y decida atacar con tanta rapidez y eficacia, al mismo tiempo que se reproduce de manera rápida y asombrosa. Es como si estas nuevas generaciones de células malignas tuvieran grabada en sus genes toda la información sobre cómo sobrevivir y responder al ataque. No necesitan aprender. Algo similar a lo que ocurre cuando una bacteria determinada no es atacada correctamente con los antibióticos y se desarrolla lo que ya conocemos como «resistencia bacteriana».

En el desarrollo del cáncer maligno hay un momento inicial en el cual las células cancerígenas se extienden a los ganglios linfáticos cercanos al tumor primario (ganglios linfáticos regionales), lo que denominamos invasión ganglionar, adenopatías, ganglios linfáticos positivos o enfermedad regional. Posteriormente se extienden a otros órganos vitales, lo que indica la sabiduría que tienen estas células. Su misión es aniquilar al organismo que las ha atacado por medios externos, aun a costa de su propia supervivencia. ¿Qué habría ocurrido si hubiéramos dejado sobrevivir a estas células benignas? ¿No habría sido más correcto potenciar el sistema inmunitario para que se encargase, mucho más acertadamente, de eliminarlas? Ésta podría ser la principal eficacia de las *Kalanchoe*.

Una vez superada la barrera del sistema linfático (eficaz sistema de defensa), las células cancerosas se diseminan y forman un tumor nuevo, secundario o metastásico; son células muy parecidas a las del tumor original y, por tanto, poco detectables por las defensas orgánicas. Están en ese momento camufladas, por decirlo de un modo sencillo. Por ejemplo, si un cáncer de mama se extiende (metástasis) al pulmón, el tumor secundario está formado de células malignas del cáncer del mama. La enfermedad en el pulmón es cáncer de mama metastásico y no cáncer de pulmón.

¿Por qué estas células malignas eligen siempre los órganos más vitales? ¿Cómo han logrado saber qué elementos son esenciales para la vida? Y una vez que admitimos esa gran inteligencia de supervivencia, ¿no habrá algún sistema para engañarlas y llevarlas a una trampa mortal?

Las células malignas necesitan un vehículo para migrar a otras partes más lejanas, y saben que los torrentes sanguíneo y linfático son sumamente veloces (¿cómo han logrado esta información?). Una vez separadas del tumor primario, se unen y degradan las proteínas de la matriz celular circundante (el conjunto de células externas que forman un tejido), que separa el tumor del tejido colindante. Al degradar estas proteínas, las células cancerosas pueden practicar una abertura en la matriz extracelular y liberarse. En ese momento es cuando son más débiles, pues todavía no han alcanzado un tejido suficientemente rico en nutrientes como para sobrevivir. Un cáncer de cabeza y cuello, por ejemplo, cuando emigra lo hace comúnmente a través del sistema linfático hasta los ganglios linfáticos del cuello. Una vez establecido en su nueva colonia, pasará un período variable en el cual necesitan adquirir fortaleza y aumentar su número, al mismo tiempo que crea una nueva red de vasos sanguíneos, lo que se conoce como angiogénesis. Ya tiene asegurado el suministro de nutrientes, oxígeno (aunque la mayoría no lo necesitan, pues son anaerobias) y la eliminación de los residuos. Hay una tregua, pero la siguiente batalla está cercana.

Una vez que han ganado poder, producen moléculas que envían señales al tejido normal huésped circundante. Estas señales activan ciertos genes en el tejido huésped, que responde con la síntesis de proteínas que estimulan el crecimiento de nuevos vasos sanguíneos. Han logrado ayuda del inocente enemigo, el cual no considera necesario movilizar sus defensas contra el invasor. La metástasis ha comenzado, aunque sigue siendo muy débil.

Teoría genética de la metástasis

En 2004, investigadores del Instituto Tecnológico de Massachusetts (MIT) descubrieron que un gen localizado en el cromosoma 7 cumple un papel central en la producción y propagación de metástasis a órganos distantes. La proteína producida por este gen controla la reproducción de tejidos embrionarios, pero por lo general se desactiva por completo una vez que el feto ya está formado.

Aparentemente, la duda que había preocupado a los oncólogos durante siglos («¿cómo consigue el cáncer producir todos los complejos procesos necesarios para desarrollar una metástasis?») tiene una respuesta muy sencilla: no hace nada por sí mismo, sino que se sirve de otras células. El cáncer es, por definición, un tejido desorganizado, anormal y poco especializado, por lo que sencillamente aprovecha un mecanismo celular normal y preexistente, que debía haberse inactivado después del nacimiento.

El responsable de esta conducta es un gen que sintetiza una proteína llamada «twist», cuya función normal es «encender» y «apagar» a otros genes (o decirles cuándo activarse y cuándo no). La twist está muy activa en el desarrollo embrionario temprano, cuando dirige los tejidos en formación, ayuda a organizarlos y les indica hacia dónde tienen que migrar. Una vez cumplida su misión, la proteína twist «se duerme» y permanece inactiva durante el resto de la vida del individuo.

Las investigaciones demostraron que la proteína derivada de este gen no existe en las células normales ni en el cáncer primitivo, pero que está sumamente activa en los tejidos metastásicos. ¿Qué o quién ha activado de nuevo a esta proteína? Si se desactiva el gen responsable de sintetizar la twist en algunas células metastásicas y se inoculan luego en animales de experimentación, éstos desarrollan un tumor pero ninguna metástasis. Si el tejido se inyecta sin desactivar el gen, el animal desarrollará el tumor primitivo y una o varias metástasis. Muy probablemente sean las células cancerosas, dotadas ya de una inteligencia insólita, quienes activan estas reacciones que necesitan para migrar.

Aunque las implicaciones clínicas de este descubrimiento aún no estaban claras, se cree que en el futuro podría desarrollarse una droga inhibidora del gen twist que haría desaparecer la capacidad metastásica de ciertos tumores. De hecho, es posible decir si un cáncer producirá metástasis o no simplemente observando si el gen twist está activo o no.

Causas del cáncer

No existe una causa reconocida ni un mismo tipo cáncer, y ni siquiera una respuesta igual de cada individuo que lo padece. Lo mismo que la medicina oficial puede fracasar, igual ocurre con la medicina natural, y no es posible asegurar a un enfermo que alguno de los tratamientos actuales sea infalible en su caso. No obstante, y a favor de la utilización de las *Kalanchoe*, debemos reconocer tres factores que hacen que sea la mejor de las soluciones:

- No generan nuevas enfermedades.
- No debilitan las funciones y defensas orgánicas.
- Siempre mejoran el enfermo y le prolongan la vida.

En la actualidad el cáncer es responsable del 20 por 100 de las muertes, y sigue aumentando de forma preocupante, quizá también porque las personas ahora vivimos más y podemos desarrollar con más facilidad estas enfermedades. La incidencia de mortandad se duplica cada 5 años a partir de los 25 años de edad, aunque algunos casos se desarrollan entre los 60 y los 80 años, como los de próstata, colon y estómago.

Los hábitos de vida son fundamentales a la hora de desarrollar determinadas patologías como la obesidad, las enfermedades cardíacas y, por supuesto, el cáncer, algunos de ellos perfectamente demostrables.

Éstas son las causas más reconocidas:

- Las radiaciones ultravioleta prolongadas, producidas sobre todo por los rayos del sol.
- Las radiaciones por pérdida de la capa protectora del ozono o aumento de la cantidad de iones positivos en el ambiente.

- El uso de aislantes térmicos, como el amianto.
- Los cables de alta tensión próximos a la vivienda.
- El estrés psíquico intenso o prolongado.
- El abuso de pesticidas en las cosechas, incluso con arsénico.
- El abuso de cafeína y grasas saturadas.
- Algunos conservantes alimentarios. En este caso, no existe dosis máxima ni mínima, sino que está en función de las características del consumidor. Su toxicidad depende de la frecuencia en el consumo, enfermedades coincidentes, la predisposición genética, el país de residencia o las tensiones emocionales.
- Las bebidas alcohólicas y el consumo de tabaco o drogas.
- Los disolventes orgánicos presentes en el hogar, incluso en los jabones de cosmética o en los detergentes.
- El cloruro de vinilo y muchos otros plásticos, entre ellos el PVC.
- Las cintas de las máquinas de escribir, las fotocopiadoras, el tóner de las impresoras, los adhesivos para las moquetas, los antipolillas, los detergentes de las tintorerías.
- Se sospecha que algunos fármacos también inducen cáncer, aunque no existen estudios concretos hasta después de muchos años de uso.
- También hay informes sin confirmar sobre la falta de relaciones sexuales.
- La tristeza, las depresiones y los conflictos emocionales continuados. Este aspecto es actualmente el más controvertido, pues mientras hay médicos como el doctor Hamer que aseguran que el cáncer está originado por un desorden emocional intenso, otros han conseguido descalificarlo. Pero la idea del desequilibrio energético global a causa de un choque emocio-

nal está perfectamente documentada y basta preguntar al enfermo para saber qué y cuándo ocurrió. La falta de coherencia celular y el desarrollo posterior de las células malignas siempre son precedidos por un conflicto psicológico intenso. Las consecuencias son el daño funcional primero, y luego el tisular, efectos que se manifiestan varios años después, por lo que es difícil establecer la relación causa-efecto.

Factores negativos a nuestro alrededor

Nuestra vida se encuentra constantemente bajo la influencia de riesgos y circunstancias que pueden poner en peligro nuestro estado de bienestar general. Entre estos factores se hallan las condiciones genéticas hereditarias, el ambiente bioecológico y psicosocial donde se encuentran inmersos los individuos, el cuidado diario para la salud que posee la persona y el estilo de vida o los hábitos. De todos estos factores, el de mayor importancia es el estilo de vida o el comportamiento.

Vamos a mencionar los principales factores de riesgo:

Herencia/factores genéticos

Se refiere al traspaso de las características biológicas de los padres al niño. Este factor puede causar una predisposición genética a padecer una enfermedad, por lo que es difícil de controlar. Esto quiere decir que, tarde o temprano, el individuo habrá de sufrir la condición que fue predispuesta por los genes de sus padres, salvo que actuemos para evitarlo. Las enfermedades que se pueden heredar incluyen los trastornos mentales (por ejemplo, esquizofrenia), enfermedades infecciosas (sida), cardiopatías coronarias (enfermedad en las arterias coronarias del corazón), diabetes mellitus (1) o sacarina tipo 2 (producción o utilización inadecuada de insulina), hemofilia (ausencia de coagulación sanguínea), anemia por glóbulos rojos anormales, entre otras. Este factor compone el 16 por 100 de lo que determina el grado de salud de un individuo. Afortunadamente, una vez conocida la predisposición genética se pueden poner los remedios adecuados para impedir que la enfermedad se manifieste.

Ambiente

El factor ambiental representa todo aquel elemento externo al cuerpo humano, que rodea o se interrelaciona con el individuo, sobre el cual la persona tiene cierto grado de control. El ambiente puede ser de origen *físico-ecológico*, *biológico* y *sociocultural*.

El ambiente *físico-ecológico* incluye las condiciones del tiempo y el clima, las estaciones, la vivienda, el suelo/tierra, las condiciones sanitarias, el agua, la luz, la privación de alimentos, los medicamentos, la radiación, el aire limpio o contaminado, las actividades recreativas, los automóviles y los hospitales, entre otros.

Los *factores biológicos* representan todas aquellas cosas que poseen vida, tales como la fauna (animales), la flora (plantas), otras personas, gérmenes, vectores de enfermedad, cloacas, agentes de enfermedad, entre otros.

Los factores *sociológicos* son aquellos creados únicamente por el ser humano. El factor *social* comprende las interacciones entre la gente. Esto incluye también el hacinamiento, la calidad de las viviendas, las condiciones de trabajo, la seguridad física y social, el afecto, la comunicación, la asistencia médica, el trabajo, el progreso y la distribución de la riqueza, entre otros.

El factor *cultural* representa aquellos patrones de cultura en un tiempo y un lugar determinados. Es el patrón de vida que sigue de generación en generación, por ejemplo, los hábitos, el modo de pensar, crear y sentir. También puede describirse como el conjunto de capacidades que adquiere el ser humano como miembro de la sociedad en la que vive, sus conocimientos, creencias, costumbres, estatus social, derecho, moral y artes, entre otros. Un 21 % de la capacidad del individuo para controlar la enfermedad está determinado por su medio ambiente.

El cuidado de la salud

Se refiere a la manera en que el individuo cuida su salud y se mantiene saludable. Se fundamenta en los buenos actos saludables y en el cuidado apropiado del enfermo. Un 70 % de este factor que afecta nuestra salud puede ser controlado por la persona. No depende de la eficacia de los servicios médicos.

Comportamiento o estilo de vida

La manera en que interacciona el individuo con el ambiente describe su comportamiento. Este factor resulta de la interacción de los factores físico-ecológicos, psicológicos, socio-culturales y espirituales. Esa interacción puede ser positiva o negativa, dependiendo principalmente de las decisiones personales que afectan al bienestar. Sólo el propio individuo tiene control y es responsable de sus acciones. Es una cuestión de selección de responsabilidad individual. Sentirse víctima, responsabilizar a los demás de nuestros errores, delegar responsabilidades y no saber tomar las decisiones propias debilita la capacidad de adaptación y supervivencia, ocasionando personalidades débiles que sucumben al menor contratiempo.

Los *estilos de vida* son patrones de comportamiento, valores y formas de vida que caracterizan a un individuo, a un grupo o a las diferentes clases sociales. Más específicamente, los *factores de estilos de vida* representan las prácticas diarias, los hábitos y las actividades que afectan a la salud del individuo. Estos factores que pueden incidir en la calidad del estilo de vida son: los *comportamientos* de cada individuo, sus *relaciones* y *las decisiones* que toma la persona.

Existen dos tipos de *comportamientos,* uno de bienestar y el otro de riesgo. Los *comportamientos de bienestar* o saludables representan una acción que ayuda a prevenir la enfermedad y los accidentes y promueve la salud individual y colectiva o mejora la calidad del ambiente. Por el contrario, el *comportamiento de riesgo* es una acción que incrementa la incidencia de enfermedades y accidentes, amenaza la salud personal y la de otros y ayuda a destruir el ambiente.

Entrevista a

CARLES ESQUERDA

Colaborador de Josep Pàmies
el «payés de la Stevia»

¿Desde cuándo colaboras con Josep Pàmies, también conocido como el payés de la stevia?

Colaboro con él desde el año 2008, cuando comencé un estudio sobre el cultivo de la stevia.

¿A qué se debe tu interés por las Kalanchoe*?*

Conocía estas medicinales (que no son las *Kalanchoe* de jardinería) desde finales de la década de 1980, aproximadamente. Unos amigos míos estuvieron en Sudamérica y trajeron unos hijuelos de *Kalanchoe gastonis* y de *Kalanchoe daigremontiana*, que se conocen con los nombres populares de ojaransín y aranto, respectivamente. Me explicaron que los indígenas usaban estas plantas para la curación de tumores y otras dolencias como inflamaciones e infecciones. Pero enfatizaron que eran una buena cura para el cáncer en general. Desde entonces siempre he tenido varias plantitas de estas dos especies de *Kalanchoe* en casa, ya que no quise que se perdieran. Al entrar en contacto con Josep le llevé unos hijuelos de esas dos especies para que las plantara en su invernadero. Él ya tenía *Kalanchoe pinnata* pero todavía no la usaba, en parte porque no tenía demasiadas referencias sobre ella. Durante el verano de 2008 estuvimos multiplicando tanto los hijuelos que le traje de ojaransín y de aranto, como las plantas que él tenía de *Kalanchoe pinnata*, y en pocas semanas en el invernadero ya había varios centenares de plantas pequeñas de los tres tipos o especies de *Kalanchoe*, porque en el fondo ya sabíamos que serían unas plantas muy útiles para quienes las necesitaran.

¿Cuál es la actitud de la industria farmacéutica en lo que se refiere a la Kalanchoe? *¿Y a otras plantas con virtudes anticancerosas?*

Es difícil responder con exactitud porque no conozco bien la industria farmacéutica. Sabemos que ciertas universidades y algunos laboratorios ya han realizado ciertos estudios con respecto a las propiedades antitumorales de las *Kalanchoe* medicinales, pero desconocemos si se están elaborando fármacos a partir de estas plantas. En general, pienso que la industria farmacéutica considera a las plantas anticancerosas poco eficaces o de efectividad lenta, y se suele optar por aislar o sintetizar alguno de sus componentes, o bien se emplean terapias más agresivas como la quimioterapia. Yo creo que se pueden complementar las terapias y que los pacientes deben conocer todas las opciones que existen.

¿Ha existido algún problema con la administración de Kalanchoe?

Únicamente tengo conocimiento de que ha provocado náuseas en algunas personas cuando se ha tomado cruda. Pero en la mayoría de los casos no ha tenido lugar ese problema.

¿Cuáles son sus principales propiedades?

Las *Kalanchoe* medicinales, es decir, las tres especies que ya he mencionado, tienen las siguientes propiedades: antibacterianas, antitumorales, anticancerosas y antiinflamatorias. En Sudamérica se usan para un gran número de dolencias: tumores, abscesos, linfoma, tos, asma, bronquitis, fiebres, dermatitis, eczema, heridas, úlceras, infecciones, problemas intestinales, diarrea, disentería, cálculos renales, nefritis, migrañas o desórdenes menstruales, entre otras.

¿En qué casos es recomendable tomar Kalanchoe *y en cuáles no?*

Las *Kalanchoe* medicinales pueden usarse en las dolencias ya indicadas, y como en todas las plantas medicinales, no se debe abusar de las cantidades. La dosis diaria de hoja fresca puede oscilar entre 30 y 100 g. Estas dosis son seguras e incluso hay margen para aumentarlas, pero, por lo general no es necesario, ya que es suficiente.

¿Cómo se ingiere la Kalanchoe?

Suele tomarse como hoja fresca, cortada y consumida como una ensalada. Asimismo, puede prepararse un zumo machacando las hojas y luego mezclándolas con agua. En algunos casos se han secado las hojas (no es fácil) y se ha tomado en infusión. En cuanto a su uso tópico, puede aplicarse sobre heridas y furúnculos directamente una vez la planta se ha machacado.

¿Tiene contraindicaciones o efectos secundarios?

Se recomienda no usarla durante el embarazo, pues podría estimular el útero. En pacientes que han sufrido infartos o angina de pecho es recomendable consultar con el cardiólogo, ya que la planta contiene algunos componentes que actúan como glicósidos cardíacos, es decir, de forma similar a algunos fármacos para el corazón, por lo que podrían interferir en los tratamientos de estos pacientes.

¿Tiene algún consejo para aquellas personas o profesionales de la salud que quieran probar la planta?

Que se ciñan a lo que aparece en la bibliografía y a las experiencias de otros profesionales para el uso de estas plantas, y que cuando tengan resultados comprobados, que lo compartan con los demás profesionales y con todos aquellos que están interesados en estas plantas.

Índice

Introducción 7

Capítulo 1: Las *Kalanchoe* 9
    Plantación y cuidados 14
    Zona climática idónea 15
    Problemas 16
        Poca luz 16
        Oídio 16
        Exceso de agua 17

Capítulo 2: Usos ancestrales 19
    Preparación tradicional 20
    Usos en el mundo 20

Capítulo 3: Propiedades generales 25
    Composición 25
    Actividades biológicas 26
    Propiedades medicinales 27
    Partes utilizadas 28
    Usos internos 28

Usos externos..	29
Contraindicaciones...	29
Interacciones con otros medicamentos......................	29
Propiedades y acciones	29
Toxicidad y medicina tradicional	30
Capítulo 4: Propiedades comprobadas en laboratorio	31
Actividad antihelmíntica	32
Efecto inmunosupresor	33
Tratamiento de heridas	34
Actividad antihipertensiva	34
Actividad hepatoprotectora	35
Efecto antiinflamatorio y antidiabético	35
Concepción y parto...	35
Actividad nefroprotectora	36
Actividad antioxidante	36
Actividad antimicrobiana	37
Efectos analgésicos y anticonvulsivos	38
Actividad en la leishmaniosis cutánea	39
Diuréticos y actividad antiurolitiasis	39
Actividad antialérgica	40
Acción sobre el aparato digestivo	40
Actividad neurofarmacológica	40
Actividad antitumoral	41
Capítulo 5: *Kalanchoe* medicinales........................	43
Aranto (*Kalanchoe daigremontiana*).....................	44
Historia	44
Botánica	44
Composición	46
Riego y propagación...	46
Usos medicinales...	46
Preparación	47
Toxicidad	48

- Coirama (*Kalanchoe pinnata*) 48
  - Historia 48
  - Botánica 49
  - Composición 50
  - Riego y propagación 51
  - Partes usadas 53
  - Actividades biológicas 53
    - Contra microorganismos 53
    - Propiedades antihistamínicas 54
    - Propiedades antiinflamatorias 54
    - Sistema inmunitario 54
    - Sistema nervioso 55
    - Acción sobre el virus Epstein-Barr 56
  - Usos medicinales 56
  - Partes usadas 57
  - Preparación 57
  - Usos medicinales actuales 58
    - Otras acciones 60
  - Precauciones 60
  - Contraindicaciones 60
- Ojaransín (*Kalanchoe gastonis-bonnieri*) 61
  - Historia 61
    - Nombres alternativos 61
  - Botánica 62
  - Composición 63
  - Usos medicinales 63
  - Preparación 64
  - Toxicidad 64

Capítulo 6: Utilidad de las *Kalanchoe* contra el cáncer 65
- Tipos de cáncer 67
- Características de las células malignas 68
  - Displasia 68
  - Neoplasia 68

- Capacidad de invasión 68
  - La propagación local 69
  - La propagación a distancia 69
- División celular normal 69
- Metástasis 70
  - Teoría genética de la metástasis 73
- Causas del cáncer 75
- Factores negativos a nuestro alrededor 77
  - Herencia/factores genéticos 77
  - Ambiente 78
  - El cuidado de la salud 79
  - Comportamiento o estilo de vida 79

Entrevista a Carles Esquerda 81

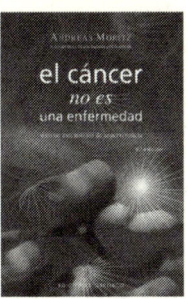

En *El cáncer no es una enfermedad*, el autor, escritor de éxito conocido internacionalmente como experto en temas de salud y por su revolucionario libro Limpieza hepática y de la vesícula, nos explica que el cáncer es el síntoma físico que pone de manifiesto el último esfuerzo que el cuerpo realiza para eliminar las causas específicas que acaban con la vida. El autor afirma que la eliminación de esas causas es lo que establece los preliminares de una curación completa a nivel corporal, mental y emocional.

Este libro anima al lector a que se enfrente a una concepción totalmente nueva del cáncer, la cual deja obsoleta a la actual. Por lo general, los tratamientos convencionales, en los que se matan, cortan o queman las células cancerosas, tan sólo ofrecen a la mayoría de los pacientes una remisión de la enfermedad del 70 %, y la mayor parte de los sobrevivientes quedan «curados» durante unos cinco años como mucho.

Andreas Moritz muestra por qué los tratamientos contra el cáncer pueden ser fatales, qué es lo que realmente causa el cáncer y cómo eliminar los obstáculos que impiden que el cuerpo se cure por sí mismo. El cáncer no es un atentado contra la vida; al contrario, el cáncer es el intento por salvarla. A menos que cambiemos nuestra percepción de lo que el cáncer es en realidad, éste seguirá siendo una amenaza para una de cada dos personas. Este libro es una esperanza para quienes desean convertir el victimismo en fuerza y maestría, y la enfermedad en salud.

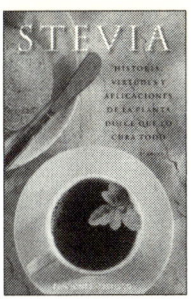

Stevia Rebaudiana Bertoni es una planta medicinal de interés fundamental para el tratamiento natural de la diabetes, la obesidad, el tabaquismo y la hipertensión. Se trata de un edulcorante natural que no aporta calorías, que regula los niveles de glucosa en sangre y que carece de los efectos negativos de los edulcorantes artificiales.

Originaria de Paraguay, los nativos del país han utilizado esta planta durante generaciones, no sólo para endulzar, sino también como digestivo, diurético y antiácido.

Hace décadas que la Stevia goza de gran popularidad en Sudamérica y en Japón gracias a sus propiedades terapéuticas extraordinarias, y actualmente está viviendo un proceso de expansión imparable a nivel mundial.

El extracto de sus hojas es ideal para la elaboración casera de bebidas, dulces, mermeladas, repostería, confituras o yogures.

Desde hace años, es fácil encontrar cultivos de la planta de Stevia en Europa; uno de los centros más famosos se encuentra en Balaguer, a pocos kilómetros de Barcelona, en la provincia de Lérida.